dr. ursula keicher

sanfte hilfe bei kinder krankheiten

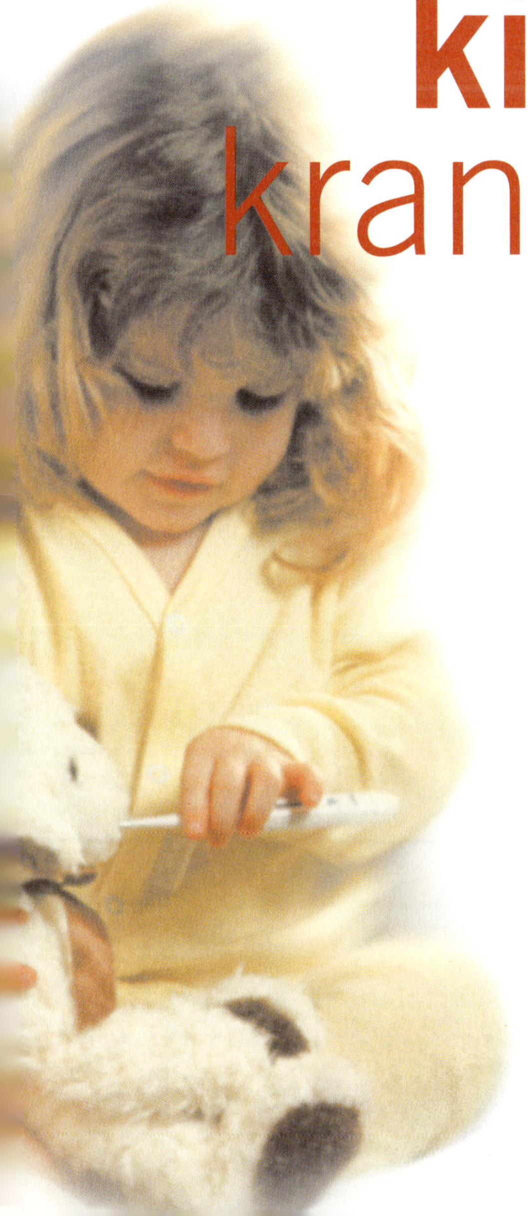

die besten rezepte aus meiner praxis

Mosaik

Inhalt

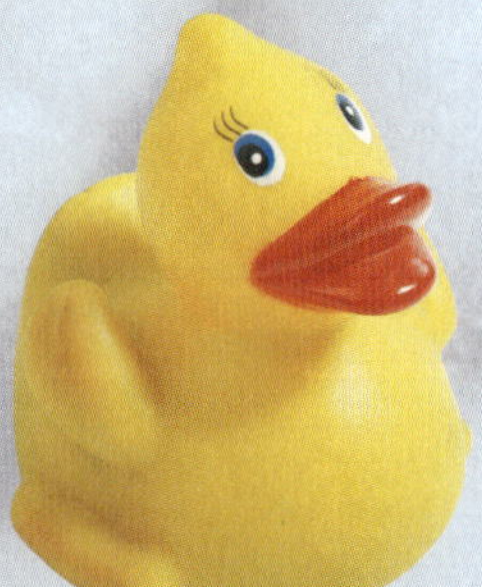

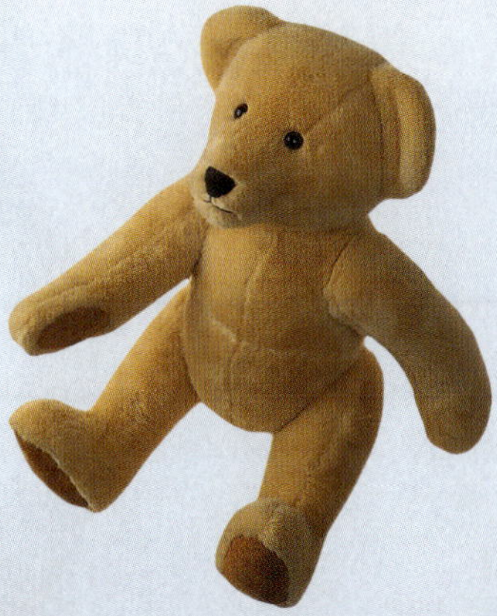

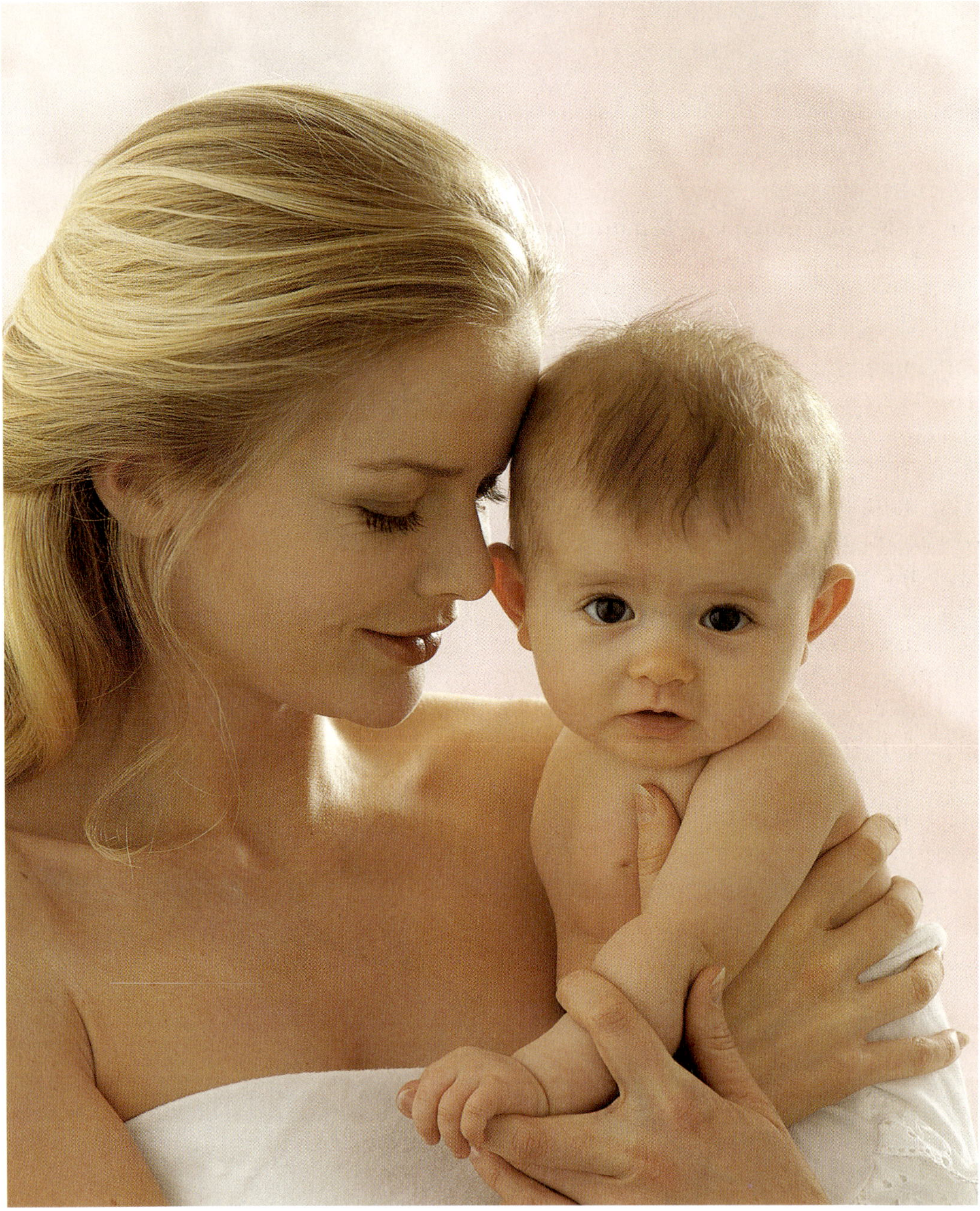

Sanfte **Hilfe** – schnelle **Heilung**

Kinder werden einfach sehr häufig krank, aber zum Glück handelt es sich meistens um harmlosere Erkrankungen wie z. B. eine Erkältung oder ein bisschen Durchfall. Und doch ist man als Vater oder Mutter besorgt und viel zu oft hilflos. Auf diese so genannten banalen Erkrankungen, mit denen Sie als Eltern tagtäglich konfrontiert werden, geht dieses Buch daher besonders ein.
Ich möchte Ihnen eine Hilfestellung geben, wie Sie Ihr Kind mit einfachen Hausmitteln oder naturheilkundlichen Maßnahmen schonend und effektiv dabei unterstützen, schnell wieder gesund zu werden. Bei raschem Handeln kommt dadurch auch so manche Erkrankung erst gar nicht richtig zum Ausbruch – und es bleibt beispielsweise bei einer laufenden Nase, ohne dass sich auch noch ein Husten oder eine Mittelohrentzündung dazugesellen. Viele der Rezepte, die ich in diesem Buch und täglich in meiner Praxis empfehle, waren schon zu Großmutters Zeiten bekannt und haben sich bis heute immer wieder bestens bewährt.
Manchmal ist es für Sie als Eltern auch nicht leicht, zu entscheiden, wann die Krankheit einen ernsteren Verlauf nimmt und ab welchem Zeitpunkt es wirklich notwendig ist, schleunigst zum Arzt zu gehen, bzw. welche Komplikationen entstehen können. Zu diesen und vielen anderen Fragen und Problemen finden Sie wichtige Tipps und Hinweise, die Ihnen die Ängste nehmen und die Entscheidungen erleichtern sollen.
Ich hoffe, dass mein Buch ein Stückchen dazu beiträgt, dass Sie Ihr Kind sicher mit sanften Methoden durch den Dschungel der Kinderkrankheiten führen – und ihm das Gesundwerden leichter machen.

Ihre *Dr. Ursula Keicher*

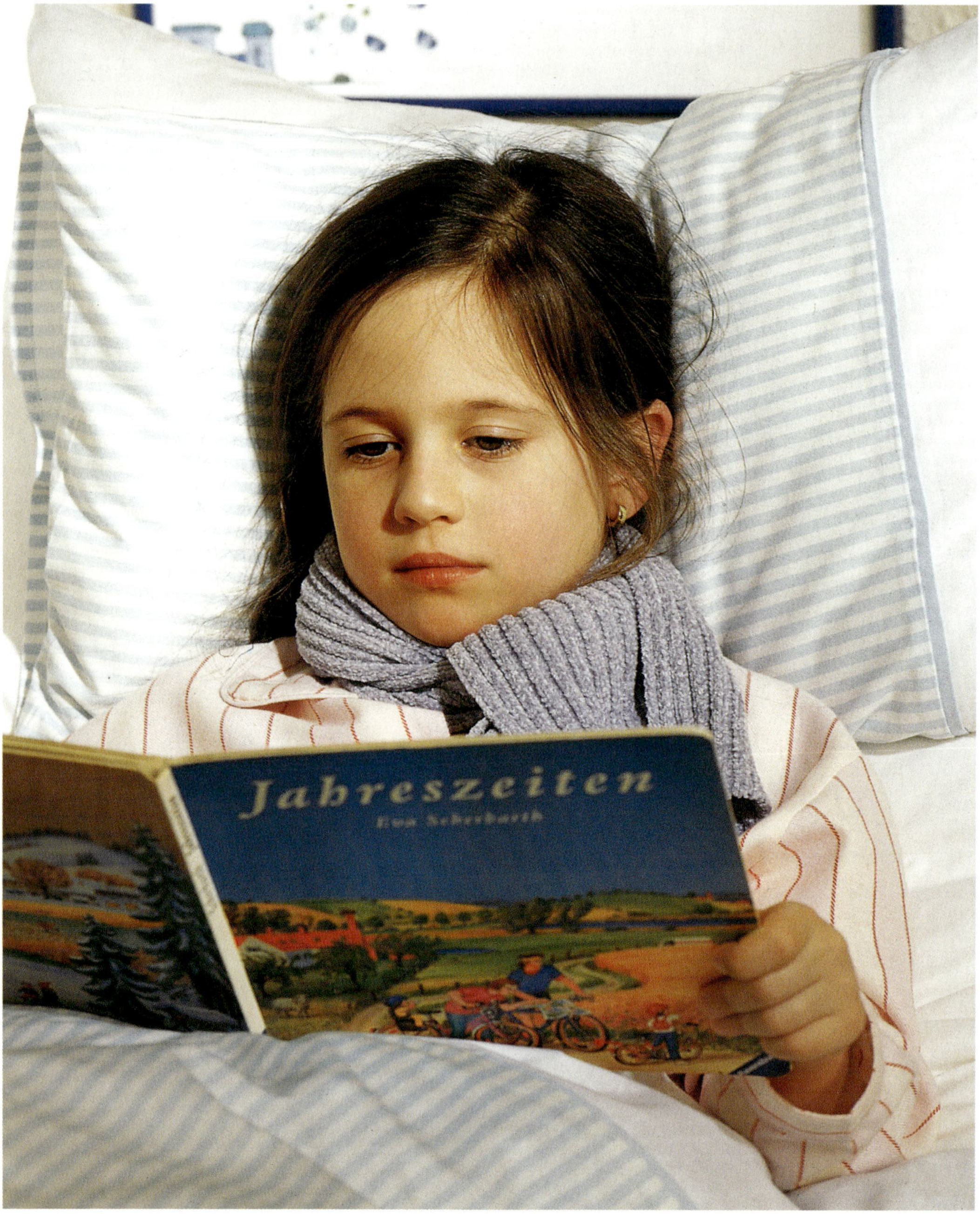
Jahreszeiten

Mein **Kind** ist krank – wie kann ich **helfen**?

Wenn Ihr Kind krank geworden ist, sollten Sie die Notbremse ziehen. Alle für den Tag geplanten Aktivitäten wie z. B. Besuche sollten, wenn irgendwie möglich, abgesagt werden. Auch der Hausputz kann einmal hintenanstehen. Bitten Sie auch am besten Freunde oder Nachbarn, das Nötigste einzukaufen, was Sie brauchen – denken Sie dabei gleich, je nach Krankheit, an Dinge wie Zwieback oder Zwiebeln für Zwiebelwickel. Nur so haben Sie wirklich Zeit und Muße, für Ihren kleinen Patienten da zu sein, der Sie jetzt – mit Haut und Haaren – rund um die Uhr braucht.

Sie müssen gut drauf sein

Obwohl Sie nun wahrscheinlich sehr in Sorge um Ihr Kind sind – vielleicht hat es hohes Fieber –, ist es wichtig, dass Sie auf Ihr Kind ruhig und ausgeglichen wirken und immer wieder beteuern, dass bald alles wieder gut wird. Das Kind selbst ist nämlich ängstlich und durcheinander, weil ihm etwas wehtut oder sehr juckt. Es kann oftmals noch nicht einschätzen, ob dieser unangenehme Zustand jemals wieder vorübergehen wird. Allein Sie können ihm diese Zuversicht geben, indem Sie Sicherheit ausstrahlen. Wenn Sie es Ihre Sorgen spüren lassen, wird auch das Kind unsicher werden und Angst bekommen. Bei älteren Kindern hilft es zu erklären, wodurch die Erkrankung ausgelöst ist, warum es beispielsweise Durchfall hat

Ruhe und Gelassenheit – damit und mit viel Liebe helfen Sie Ihrem Kind auf jeden Fall in einer Krankheitsphase

und was Sie gemeinsam tun können, damit es möglichst schnell wieder gesund wird.
Versuchen Sie, so schwierig es auch manchmal sein mag, nicht die Fassung zu verlieren, wenn Ihr Kind sehr quengelig ist und Sie ihm aber auch so gar nichts recht machen können; wenn es gerade noch nach einem Kissen verlangte und es Ihnen dasselbe kurze Zeit später schon wieder entgegenschleudert. Das alles ist nur ein verzweifelter Ausbruch, mit dem Ihr Kind sagen will: »Mama, ich fühl mich so unwohl und weiß gar nicht, was ich eigentlich gerade will.«

Ein fester Tagesablauf ist wichtig

Gerade weil bei Kindern, die das Bett hüten müssen, ein Tag wie der andere ist und weil der Morgen genauso aussieht wie der Mittag, ist es wichtig, kleine »Tageseckpfeiler« einzubauen. Im Krankenhaus ist man auch über die Routine froh, wenn man weiß, dass nach einer langen Nacht morgens die Schwester um 6 Uhr hereinkommt oder dass man sich nachmittags auf das obligatorische Stück Kuchen zum Kaffee freuen kann.
Egal, wie krank Ihr Kind ist, Sie sollten ihm stets morgens das Bett aufschütteln oder es neu beziehen, wenn es sehr verschwitzt ist. Lüften Sie das Zimmer gut durch, aber achten Sie darauf, dass keine Zugluft entsteht.

Achten Sie darauf, dass Ihr Kind seine Lieblingssachen um sich herum hat – sie geben ihm jetzt Sicherheit und Trost

Waschen Sie Ihr Kind auch jeden Morgen von Kopf bis Fuß mit einem Waschlappen, auch Zähneputzen und Haarekämmen gehört zur morgendlichen Hygiene. Ziehen Sie ihm möglichst täglich einen neuen Schlafanzug an. Auch wenn Ihr Kind das manchmal als lästig empfindet, so wird es sich anschließend ganz bestimmt wohler fühlen. Die Prozedur hat nämlich auch noch den angenehmen Nebeneffekt, dass der Kreislauf etwas angekurbelt wird, der vom vielen Liegen oftmals geschwächt ist.
Räumen Sie nur im »Kindersinn« auf, d. h., suchen Sie z. B. alle Stifte zusammen, damit das Kind wieder sein ganzes »Werkzeug« für den Tag zur Verfügung hat, setzen Sie seine Stofftiere nett dra-

piert auf sein Bett, aber lassen Sie ihm die angefangene Lego-Burg stehen oder die aufgehängte Schnur über dem Bett, an die es seine Lieblingsbilder gehängt hat.

Wenn Ihr Kind Fieber hat, ist es insbesondere bei kleineren Kindern ratsam, ungefähr dreimal am Tag das Fieber zu messen. Schreiben Sie sich am besten die Werte auf, damit Sie diese Ihrem Kinderarzt mitteilen können. Geben Sie die notwendigen Medikamente oder Hausmittel zu den vorgeschriebenen Zeiten. Ihr Kind wird diese eher unangenehmen Dinge auch besser über sich ergehen lassen, wenn Sie mit einer gewissen Regelmäßigkeit durchgeführt werden und es genau weiß, das es jetzt so sein muss und zum Kranksein dazugehört.

Kalte Waschungen sind oft besser als Vollbäder am Abend, um den Tag ausklingen zu lassen – nicht nur bei Krankheiten

Abends vor dem Schlafengehen ist es ratsam, die Körperwäsche nochmals zu wiederholen. Das schließt den Tag ab und lässt den kleinen Patienten besser schlafen. Übrigens sollte die Zimmertemperatur zwischen 18 und 20 °C liegen, nachts nur bei 15 °C.

Essen und Trinken beim kranken Kind

Bei den Mahlzeiten sollten Sie sich – so weit möglich – nach Ihrem Kind richten. Wenn es z. B. bei hohem Fieber keinen Appetit hat, muss es nicht essen. Mit dem Trinken sollten Sie allerdings hartnäckiger sein, da der Körper gerade bei Fieber, aber auch bei Durchfall viel Flüssigkeit braucht. Bieten Sie häufiger kleinere Schlucke, vielleicht sogar teelöffelweise an. Die beste Zeit für Trinken und Essen ist meist dann, wenn das Fieber etwas gesunken ist, also beispielsweise nach der Wirkung von Wadenwickeln oder Fieberzäpfchen.

Die Mahlzeiten sollten im Wesentlichen leicht verdaulich sein. Bei den meisten gängigen Krankheiten im Kindesalter ist keine besondere Diät erforderlich – mit Ausnahme von Magen-Darm-Erkrankungen, bei denen das Kind eher schonende Kost wie Zwieback und eine zerdrückte Banane bekommen sollte. Es empfiehlt sich, das Essen möglichst appetitlich zu servieren, da sich der Hunger der Kinder zumindest zu Beginn der Erkrankung meist ohne-

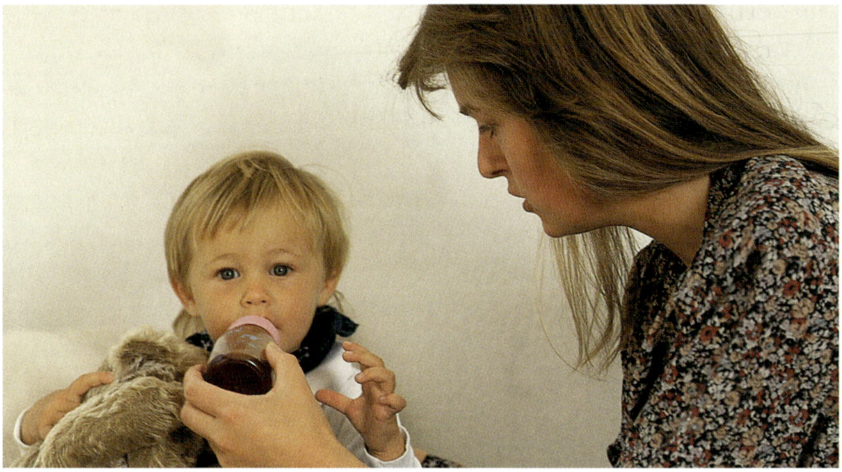

Ein gesunder Appetit ist ein Zeichen dafür, dass es Ihrem kleinen Patienten wieder besser geht

hin in Grenzen hält. Riesige Portionen verjagen garantiert auch noch den letzten Hauch von Appetit. Kochen Sie ruhig die Lieblingsspeisen Ihres Kindes. Dekorieren Sie den Teller lustig oder legen Sie eine kleine Überraschung daneben.

Es geht wieder bergauf

Wenn Sie merken, dass Ihr Kind ständig nach Ihnen ruft, über Langeweile klagt und Sie zunehmend in Anspruch nimmt, sind das in der Regel die ersten sicheren Zeichen, dass es ihm gesundheitlich schon wieder besser geht. Ihr Kind ist zwar noch nicht kräftig genug, um mit Freunden herumzutoben, möchte aber beschäftigt werden und langweilt sich dabei, im Bett zu liegen.

Jetzt ist Ihre Kreativität gefragt!

Fernsehen oder Kassettenrekorder sollten keinesfalls die einzige Unterhaltung für Ihren kleinen Patienten sein. Aber es gibt viele andere Möglichkeiten, wie Sie sich gemeinsam mit Ihrem Kind die

Zeit vertreiben können: Basteln Sie aus dem Bett ein kleines Malatelier, am besten eignen sich Buntstifte oder auch Wachsmalkreiden, die das Bett nicht schmutzig machen. Spielen Sie hinter dem Kopfkissen Kasperletheater und erfinden Sie ein lustiges Ratespiel. Oder lesen Sie ein spannendes Buch zusammen. Nutzen und genießen Sie die Zeit, die Sie ganz intensiv mit Ihrem Kind verbringen. Im Alltag bleibt – wenn man ehrlich ist – dafür oft nur wenig Raum.

Fieber

Fieber ist eigentlich eine sehr nützliche Waffe des Körpers gegen Krankheitserreger. Selbst wenn die Temperatur im Körperinneren lediglich um 1 °C erhöht ist, laufen alle enzymatischen Stoffwechselvorgänge dreimal so schnell wie sonst ab. Das heißt, dass die Abwehrfunktion auf Hochtouren läuft. Aber auch viele Erreger werden durch die erhöhte Temperatur abgetötet. Sehen Sie deshalb Fieber bei Ihrem Kind nicht generell als gefährlich und schlecht an, sondern als natürlichen Mechanismus, den man nicht immer sofort unterdrücken sollte.
Die normale Temperatur eines Menschen liegt zwischen 36,5 und 37,5 °C. Danach spricht man von erhöhter Temperatur, ab 38 °C von Fieber. Manche Kinder erreichen 38 °C jedoch auch, wenn sie viel herumtoben, obwohl sie sonst kerngesund sind. Messen Sie darum nur Fieber, wenn Sie den Eindruck haben, dass Ihr Kind wirklich krank ist. Ich versichere Ihnen, dass Sie dies als Eltern im Gespür haben. Regelmäßiges, routinemäßiges Fiebermessen ist unnütz und verunsichert Sie nur unnötig.

Ruhe hilft am besten

Ab 39 °C ist Fieber für ein Kind eher belastend. Es weigert sich dann oft, zu trinken und zu essen, so dass ab dieser Temperatur eine leichte Fiebersenkung empfehlenswert ist. Bei Kindern, die zu

Homöopathische Mittel bei Fieber

Es gibt unterschiedliche Homöopathika, die je nach Art des Fiebers angeraten sind. Aconit D6 ist bei schnell ansteigendem hohen Fieber mit trockener Haut angebracht. Belladonna D6 hilft bei heißem, rotem Gesicht und starkem Schwitzen. Jeweils alle 2 bis 3 Stunden 5 Globuli geben.

Fieberkrämpfen neigen (siehe Seite 107), muss man das Fieber bereits ab 38,5 °C senken. Sie können sich entweder Fieberzäpfchen von Ihrem Kinderarzt verschreiben lassen oder Sie greifen auf die altbewährte Methode der Wadenwickel (siehe Seite 13) zurück, die allerdings etwas mehr Zeit und Geduld erfordert.

Radiogeräte oder Kassettenrekorder sind bei hohem Fieber fehl am Platz

Wenn Ihr Kind höheres Fieber hat, sollte es viel ruhen und im Bett bleiben, da es nun seine ganze Energie zum Gesundwerden braucht und nicht noch zusätzliche Kraft durch Herumtoben vergeuden sollte. Sorgen Sie dafür, dass es sich gut ausruhen kann. Decken Sie es nur leicht zu, wenn es ihm zu heiß ist. Oft genügt ein Leintuch oder eine leichte Wolldecke. Wenn Ihr Kind keinen Appetit verspürt, muss es nicht essen. In der Zeit, in der das Fieber etwas niedriger ist, sollten Sie ihm aber schluckweise etwas zu trinken anbieten.

Wann muss man den Arzt einschalten?

Wenn Ihr Kind länger als einen Tag hoch fiebert, wenn Sie das Fieber nicht senken können oder wenn Ihr Kind zusätzlich über starke Kopf- oder Nackenschmerzen klagt, sollten Sie mit ihm den Kinderarzt aufsuchen oder um einen Hausbesuch bitten. Das Fieber ist nämlich häufig nur ein Nebensymptom. Vielleicht steckt die Erkrankung eines bestimmten Organs dahinter wie z. B. eine Mittelohrentzündung. Je kleiner das Kind ist, desto rascher sollten Sie sich für den Gang zum Arzt entscheiden. Zum einen, weil kleinere Kinder noch nicht genau sagen können, wo es ihnen weh tut und zum anderen, weil sich gerade bei Säuglingen Entzündungen im Körper sehr rasch ausbreiten können. Eine Blasenentzündung beispielsweise zeigt sich in diesem zarten Alter oftmals nur durch Fieber, und kann sich rasch zur Nierenbeckenentzündung entwickeln.

Sanfte Hilfe bei Fieber

Es gibt eine Vielzahl von Möglichkeiten, um das Fieber zu senken. Um Ihrem Kind möglichst schonend wieder auf die Beine zu helfen, haben Sie auch die Möglichkeit, auf altbewährte Hausmittel und Homöopathika (vgl. Seite 12) zurückzugreifen.

Die sanften Mittel zur Fiebersenkung wirken oft genauso rasch wie Medikamente – aber sie belasten den kleinen Körper weniger

Wadenwickel

Was Sie brauchen: 2 Leinen- oder Geschirrtücher sowie 2 Frotteehandtücher
Vorgehen: Tauchen Sie die Leinen- oder Geschirrtücher in Wasser von ungefähr 18 °C (Zimmertemperatur) und wringen Sie sie anschließend gut aus. Jetzt wird jeweils ein Tuch um ein Bein Ihres Kindes gewickelt. Beim Kind sollen die Wickel vom Fußknöchel bis zum Knie reichen, beim Baby bis zum Oberschenkel. Wickeln Sie anschließend ein Frottiertuch darüber. Decken Sie Ihr Kind erst von den Knien aufwärts zu, damit die Wadenwickel gut wirken können. Erneuern Sie die Wickel alle 10 bis 20 Minuten. Nach insgesamt drei Wickeldurchgängen ist die Körpertemperatur dann meist um ungefähr 1 °C gesunken.

Tipp Ganz wichtig: Wadenwickel sollten Sie nur anwenden, wenn die Beine Ihres Kinds gut warm sind und es auch sonst nicht fröstelt.

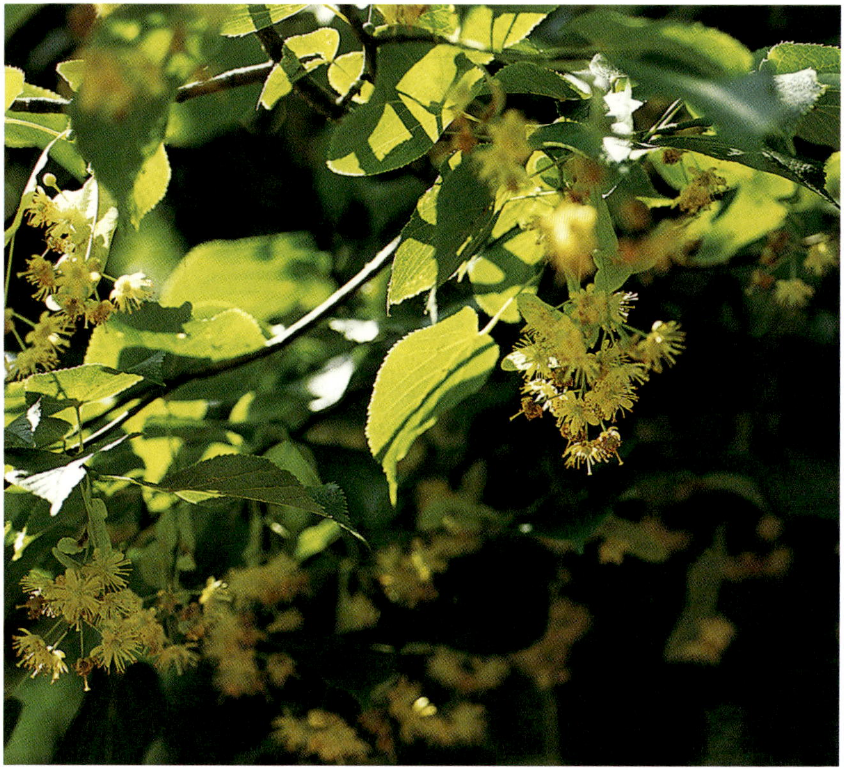

Lindenblütentee ist der Klassiker unter den fiebersenkenden Tees. Er fördert die Durchblutung und regt zum Schwitzen an

Lindenblütentee

Lindenblütentee hat eine hervorragende Wirkung bei Fieber wegen seiner schweißtreibenden und stoffwechselanregenden Eigenschaft, wodurch die Krankheit »nach draußen befördert wird«.
Was Sie brauchen: 1 Teelöffel Lindenblüten, ¼ Liter kochendes Wasser
Vorgehen: Überbrühen Sie die Lindenblüten mit dem Wasser und lassen Sie den Tee 5 Minuten lang ziehen. Wenn Ihr Kind mehr als 39 °C Fieber hat, sollten Sie den Tee schwächer zubereiten und nur ½ Teelöffel Lindenblüten nehmen. Geben Sie Ihrem Kind davon 3- bis 4-mal täglich 1 Tasse davon zu trinken. Zum Süßen können Sie in den etwas abgekühlten Tee Honig einrühren.

Kaltwasserabreibungen

Kaltwasserabreibungen senken nicht nur das Fieber, sie regen auch den Kreislauf an und sorgen für eine angenehme Erfrischung. Führen Sie die Kaltwasserabreibungen nur dann durch, wenn Ihr Kind warm ist und es nicht fröstelt.
Was Sie brauchen: Kaltes Wasser, Waschlappen
Vorgehen: Waschen Sie den gesamten Körper Ihres Kindes mit kaltem Wasser mit Hilfe eines Waschlappens ab. Reiben Sie zunächst Arme und Beine und anschließend Bauch, Brust und Rücken ab. Achten Sie darauf, dass es im Zimmer angenehm warm ist und dass Ihr Kind nicht friert (z. B. durch Zugluft). Ziehen Sie ihm dann, ohne es vorher abzutrocknen, einen Schlafanzug an und legen Sie es ins Bett. Am besten führen Sie die Behandlung abends durch, bevor das Kind schlafen geht.
Noch wirksamer ist die Anwendung, wenn Sie dem kalten Wasser ein bisschen Essig zusetzen. Dadurch wird der ganze Körper noch zusätzlich erfrischt.

Brombeersaft

Dieser Fruchtsaft ist ein bekanntes fiebersenkendes Mittel, das auch kleinere Kinder sehr gerne trinken.
Was Sie brauchen: Frische Brombeeren oder wahlweise 100-prozentigen Brombeersaft aus dem Reformhaus
Vorgehen: Pressen Sie aus den frischen Brombeeren einen Saft oder verwenden Sie den fertigen Brombeersaft. Geben Sie Ihrem Kind 3-mal täglich 1 Glas Brombeersaft zu trinken.

Der gekaufte Brombeersaft sollte unbedingt im Kühlschrank aufbewahrt werden, da er sonst sehr schnell schlecht werden kann

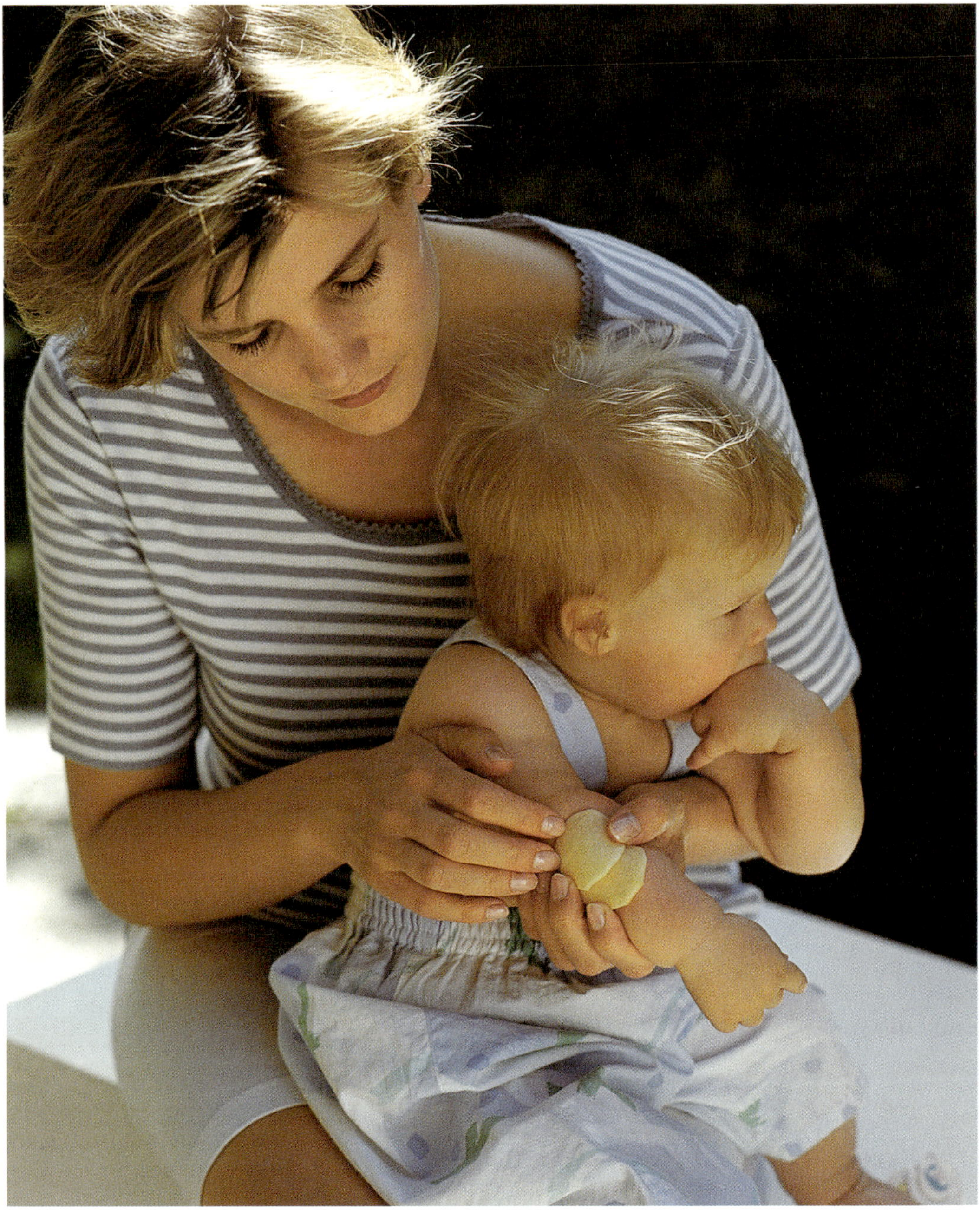

Die klassischen **Kinder**krankheiten

Es gibt einige klassische Kinderkrankheiten, mit denen sich Ihr Kind meist im Kindergarten oder in der Schule ansteckt. Sie sind oft für das Kind nur schwierig zu ertragen, da neben den Krankheitsbeschwerden fast immer auch eine Isolation von den Freunden und Spielgefährten erforderlich ist. Andererseits stärken sie das Immunsystem und sorgen für eine meist lebenslange Resistenz im Erwachsenenalter gegenüber den Erregern.

Dreitagefieber

Diese Erkrankung tritt in erster Linie bei älteren Säuglingen oder jüngeren Kleinkindern auf. Sie beginnt mit sehr hohem Fieber (39 bis 40 °C). Nach genau drei Tagen verschwindet dieses Fieber plötzlich wieder, und es tritt am ganzen Körper ein rotfleckiger Hautausschlag auf, der ungefähr zwei Tage lang andauert.

Die meisten Kinderkrankheiten werden von Kindern verhältnismäßig gut vertragen – für Erwachsene hingegen können sie lebensbedrohend werden

Wie man sich ansteckt

Die Krankheit wird durch Viren hervorgerufen. Die Ansteckung erfolgt durch eine so genannte Tröpfcheninfektion. Hier werden die Krankheitserreger über kleine Tröpfchen, die durch Husten, Niesen oder Sprechen weitergegeben werden, übertragen.

Behandlung

- Die Erkrankung ist harmlos, so dass Ihr Kind außer fiebersenkenden Maßnahmen bei Temperaturen ab 39 °C (siehe Seite 13ff.) keine besondere Behandlung braucht.

Keuchhusten

Während dieser Hustenanfälle kann es zu Panik bei dem Kind kommen, da es einfach keine Luft mehr bekommt. Hier ist es wichtig, selbst nicht die Ruhe zu verlieren

Zunächst einmal beginnt der Keuchhusten mit Husten und Schnupfen wie eine normale Erkältung, die ungefähr zwei Wochen lang anhält. Dann treten die für Keuchhusten typischen krampfartigen, kurz hintereinander folgenden Hustenanfälle auf. Anschließend ziehen die Kinder wieder mit einem hörbaren »Juchzen« die Luft ein, worauf eine erneute »Hustenserie« folgt. Die Kinder haben dabei meist vor lauter Anstrengung einen hochroten Kopf und bekommen sogar teilweise Einblutungen in die Bindehäute.
Nach dem Anfall kommt es oftmals zum Erbrechen oder die Kinder würgen einen glasigen Schleim hoch. Dieses Stadium hält ca. drei bis sechs Wochen an. Dann klingen die Symptome allmählich in den folgenden zwei Wochen ab.

Wie man sich ansteckt

Keuchhusten wird durch Bakterien verursacht, die man mit dem Speichel durch Sprechen und Husten überträgt. Nach der Ansteckung vergehen ein bis drei Wochen, bis die Krankheit ausbricht. Ansteckend sind Kinder mit Keuchhusten mit Beginn der ersten Krankheitssymptome ca. vier bis sechs Wochen lang, so dass Kinder erst nach diesem Zeitraum wieder in gemeinschaftliche Einrichtungen wie Kindergarten oder Schule geschickt werden können. Wenn das Kind ein Antibiotikum erhalten hat, ist es nur noch eine Woche lang nach Beginn der Behandlung ansteckend.

Vorsicht

Für Säuglinge, insbesondere Neugeborene, kann Keuchhusten eine lebensbedrohliche Erkrankung sein, da sie nicht die typischen Hustenattacken aufweisen, sondern oft einfach mit der Atmung aussetzen. Deshalb sollten Babys mit Keuchhusten stationär mit einem Monitor überwacht werden.
Wenn Ihr Kind zusätzlich Fieber entwickelt, kann auch eine Zweitinfektion wie eine Mittelohrentzündung oder eine Lungenentzündung aufgetreten sein. In seltenen Fällen kommt es auch zu einer Mitbeteiligung des Gehirns, was sich durch Krampfanfälle äußern kann. Durch den enormen Druck beim Husten können außer den Bindehauteinblutungen bei Säuglingen auch Leistenbrüche entstehen.

Behandlung

- Der Arzt kann durch einen Abstrich oder eine Blutuntersuchung feststellen, ob Ihr Kind tatsächlich Keuchhusten hat. Wenn es sich noch im Frühstadium der Krankheit befindet, wird er eine antibiotische Behandlung ansetzen. Falls Sie einen Säugling im Haushalt haben, wird der Arzt zusätzlich das Antibiotikum prophylaktisch verschreiben.
- Gehen Sie mit Ihrem Kind möglichst viel an die frische Luft und lassen Sie das Kind in einem kühlen Raum schlafen.
- Manchmal bringt ein Klimawechsel oder ein kurzzeitiger Aufenthalt im Gebirge Linderung der Beschwerden.
- Schlafen Sie während der Zeit der schlimmen Hustenattacken mit Ihrem Kind im selben Zimmer. Trösten Sie Ihr Kind während eines Anfalls, da es panische Angst hat.
- Geben Sie im Wechsel Cuprum metallicum D 6 und Belladonna D 6, jeweils 3-mal täglich 5 Globuli.
- Verwenden Sie beim Würzen der Mahlzeiten Knoblauch, da er sehr gute Eigenschaften gegen Keuchhusten haben soll.

Es gibt eine Impfung gegen Keuchhusten, die man Säuglingen ab dem vollendeten 8. Lebensmonat verabreichen kann

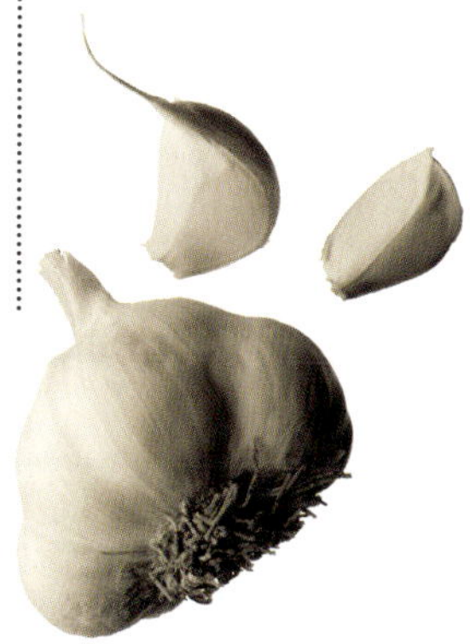

- Bewährt hat sich auch ein Fußbad (vgl. auch Seite 36).
- Bereiten Sie eine Mischung aus je 1 Teelöffel Thymiankraut, Fenchelfrüchte, Spitzwegerich und Kamille. Nehmen Sie davon 1 Teelöffel und überbrühen Sie ihn mit ¼ Liter kochendem Wasser. Lassen Sie den Tee 5 Minuten lang ziehen und süßen Sie ihn nach dem Abkühlen bei Bedarf mit Honig. Geben Sie Ihrem Kind davon 3-mal täglich 1 Tasse zu trinken. Ihrem Baby können Sie von dem ungesüßten Tee mehrmals täglich kleine Schlucke geben

Masern

Die Erkrankung beginnt damit, dass die Kinder hohes Fieber bekommen und gleichzeitig Zeichen einer Erkältung aufweisen wie Schnupfen, Halsweh oder Husten. Fast immer ist eine Entzündung der Augenbindehaut mit dabei. Die Kinder sind sehr lichtscheu in dieser Zeit. Nach ein paar Tagen sinkt das Fieber wieder, und es treten auf der dunkel geröteten Wangenschleimhaut, gegenüber der Backenzähne, kleine weiße Flecken auf. Etwa vier Tage nach Krankheitsbeginn bekommt das Kind erneut Fieber, und es entwickelt sich ein rotfleckiger Ausschlag, der typischerweise hinter den Ohren beginnt und sich allmählich in Richtung Füße auf dem ganzen Körper ausbreitet. Die einzelnen kleineren Flecken verschmelzen zu größeren Flecken mit zwischendurch ausgesparten weißen Flächen. Der Ausschlag bleibt drei bis vier Tage lang bestehen und verblasst dann wieder in umgekehrter Richtung, wie er entstanden ist. Das Fieber verschwindet ebenfalls parallel zum Rückgang des Ausschlags.

Da bei Masern häufig die Bindehäute sehr gereizt sind, hilft es, die Vorhänge zuzuziehen und das Zimmer abzudunkeln

Wie man sich ansteckt

Masern werden durch ein Virus verursacht, das mit dem Speichel beim Sprechen oder Husten übertragen wird. Ansteckend ist ein

Vorsicht

1. Auf die Viruserkrankung Masern können sich Bakterien »aufpfropfen«, so dass es zu Zweiterkrankungen kommen kann. Am häufigsten treten Mittelohr- oder Lungenentzündungen auf. Falls Ihr Kind über Ohrenschmerzen klagt oder stärker hustet, sollten Sie unbedingt einen Kinderarzt aufsuchen.
2. In 1:500 bzw. 1:2000 Fällen kommt es zu einer Miterkrankung des Gehirns. Wenn Ihr Kind am 3. bis 9. Tag nach Auftreten des Ausschlags auffällig müde oder weggetreten wirkt oder wenn sogar Lähmungen oder Krämpfe auftreten, müssen Sie daher unbedingt mit Ihrem Kind zum Arzt gehen.
3. Das Virus selbst kann auch ein »Krupp-ähnliches« Bild hervorrufen, bei dem die Kinder bellend husten und teilweise nach Luft ringen. Auch hier ist ein Arzt zu Rate zu ziehen.

Kind mit Masern vier bis fünf Tage vor dem Ausbruch des Ausschlags bis zum völligen Verschwinden der Flecken. Von der Ansteckung bis zum Ausbruch der Krankheit vergehen in der Regel acht bis zwölf Tage.

Behandlung

- Achten Sie darauf, dass das Kind, während es fiebert, im Bett bleibt, da es viel Ruhe braucht. Dunkeln Sie das Zimmer wegen der entzündeten Augen leicht ab. Auf Fernsehen und Computerspielen sollte in der ersten Zeit ganz verzichtet werden, da dies die Augen zusätzlich anstrengt.
- Da ein Kind bei Masern oft hohes Fieber entwickelt, tun Sie ihm etwas Gutes, wenn Sie die Temperatur durch klassische Wadenwickel (siehe Seite 13) oder gegebenenfalls auch mit Fieberzäpfchen senken.

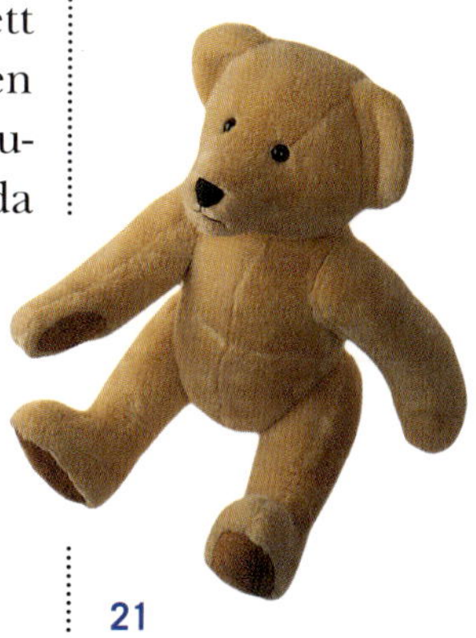

Kräutertee

Anis 10 g	Eibischwurzel 10 g
Holunderblüten 10 g	Schlehenblüten 30 g

Die verschiedenen Kräuter gut miteinander vermischen. Überbrühen Sie 1 Teelöffel der Mischung mit ¼ Liter kochendem Wasser, seihen Sie den Tee dann ab und geben Sie Ihrem Kind davon 3- bis 4-mal täglich 1 Tasse zu trinken. Vor allem bei trockenem Husten hilft dieser Kräutertee.

- Man weiß, dass nach einer Masernerkrankung das Immunsystem noch für ungefähr sechs Wochen geschwächt ist, so dass das Kind anfälliger für andere Infekte ist. Meiden Sie darum in dieser Zeit, wenn möglich, andere kranke Kinder.
- Als homöopathisches Mittel hilft Pulsatilla D 6. Geben Sie 10 bis 14 Tage lang 4-mal täglich 5 Globuli.
- Der wirksamste Schutz vor der Erkrankung ist die Impfung. Sie wird meistens in einer Spritze kombiniert mit Röteln und Mumps verabreicht. Die Impfung kann bereits im Alter von 12 Monaten durchgeführt werden und sollte dann zwischen dem 15. und dem 23. Monat wiederholt werden. Man kann sie aber auch einzeln durchführen lassen. (Weitere Informationen siehe auch Seite 123.) Zwischen dem siebten und zwölften Tag nach einer Impfung kann das Kind einen leichten Maserausschlag bekommen. Er ist aber harmlos und verschwindet bald wieder.

Mumps

Mumps wird im Volksmund auch Ziegenpeter genannt

Bei Mumps kommt es zu einer schmerzhaften Schwellung vor einem Ohr und fast immer nach ein bis drei Tagen auch vor dem anderen Ohr.

Dabei entzündet sich die an dieser Stelle liegende Ohrspeicheldrüse. Besonders beim Sprechen und Kauen klagen die Kinder über Schmerzen in dieser Gegend. Typischerweise kommt es zusätzlich zu Fieber zwischen 38 und 39,5 °C. Nach ungefähr einer Woche klingen die Beschwerden wieder ab.

Vorsicht

1. Manchmal ist zusätzlich die Bauchspeicheldrüse entzündet. Die Kinder klagen dann über starke Bauchschmerzen und müssen sich manchmal erbrechen. Hier muss ein Arzt zu Rate gezogen werden, da in manchen Fällen eine komplette Nahrungskarenz mit intravenöser Ernährung in der Klinik notwendig ist. Schmerzen im Unterleib können bei Mädchen auch auf eine Entzündung der Eierstöcke hinweisen, die aber meist bei älteren Kindern auftritt.
2. Wenn Jungen (meist erst Jugendliche) am Ende der ersten Krankheitswoche erneut Fieber bekommen, die Hoden anschwellen und stark druckschmerzhaft sind, kann es sich um eine zusätzlich aufgetretene Hodenentzündung handeln. Der Arzt wird Hochlagern der Hoden empfehlen und eventuell entzündungshemmende Medikamente verordnen. Da der Hoden durch diese Erkrankung tatsächlich irreparabel geschädigt werden kann, sollte man diese Anweisungen in jedem Fall gut befolgen.
3. Manchmal kommt es zum Mitbefall des Hörnerven, wodurch es teilweise zu Taubheit kommen kann.
4. Wenn Ihr Kind 5 bis 7 Tage nach Beginn der Schwellung über Stirnkopfschmerzen, Übelkeit oder Schmerzen im Nacken klagt, müssen Sie an eine Hirnhautentzündung denken. Treten zusätzlich Krämpfe, Lähmungen oder Veränderungen des Bewusstseins Ihres Kindes auf, kann eine Gehirnentzündung vorliegen. Verständigen Sie beim Verdacht auf eine solche Erkrankung in jedem Fall sofort Ihren Kinderarzt.

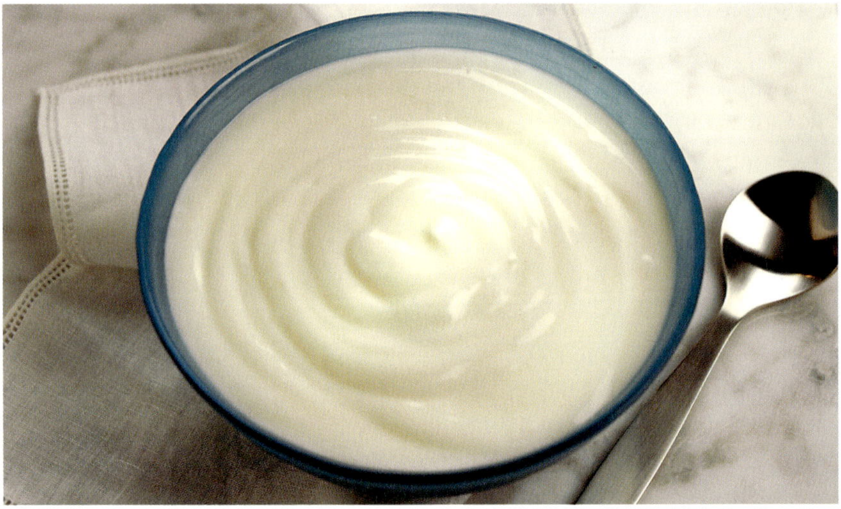

Quark hilft als Kompresse und lässt sich als Speise – trotz geschwollener Lymphknoten – gut schlucken

Wie man sich ansteckt

Mumps wird durch Viren verursacht, die durch Sprechen und Husten übertragen werden. Ansteckend ist die Erkrankung eine Woche vor bis zwei Wochen nach Beginn der Drüsenschwellung. Die Dauer zwischen der Ansteckung und dem Ausbruch von Mumps beträgt zwei bis drei Wochen.

Behandlung

- Es gibt eine wirksame Impfung gegen Mumps, die vor dem Auftreten der Erkrankung schützt. Sie kann ab dem vollendeten 11. Lebensmonat kombiniert mit Impfstoffen gegen Masern und Röteln verabreicht werden und sollte ab dem vollendeten 15. Lebensmonat nochmals wiederholt werden.
- Wenn das Fieber über 39 °C ansteigt, sind fiebersenkende Mittel (siehe Seite 13ff.) ratsam.
- Tauchen Sie eine Kompresse in heißes Wasser und wringen Sie diese anschließend gut aus. Legen Sie die Kompresse auf die

Schwellung vor dem Ohr und wickeln Sie einen Wollschal darüber. Belassen Sie den Wickel nun ungefähr 5 Minuten lang auf der Schwellung. Manche Kinder bevorzugen einen kühlen Quarkwickel: Bestreichen Sie dazu einen Waschlappen mit einer ca. 1 Zentimeter dicken Schicht Quark und legen Sie den Waschlappen mit der »Quarkseite« direkt auf die angeschwollene Stelle. Wickeln Sie das Ganze mit einem Schal fest.

Statt einer Kompresse können Sie auch einen Waschlappen verwenden

- Bei leichten Bauchschmerzen hilft eine Wärmflasche. Falls die Schmerzen stärker werden, sollten Sie einen Arzt zu Rate ziehen.

Pfeiffer'sches Drüsenfieber

Die Krankheit tritt vor allem bei älteren Kindern und Jugendlichen auf. Sie beginnt häufig mit uncharakteristischen Symptomen wie Müdigkeit, allgemeines Unwohlsein und manchmal Fieber. Dann schwellen die Lymphknoten an; extrem dick werden sie im Nacken- und Halsbereich und verursachen insbesondere bei Berührung starke Schmerzen. Die meisten Patienten leiden unter heftigen Schluckbeschwerden. Auf den Mandeln bilden sich dicke weißliche Beläge, und sie können sehr stark anschwellen.

Diese Viruserkrankung kann sich über einen langen Zeitraum hinziehen und völlig unterschiedlich stark ausgeprägt sein

Manchmal entwickelt sich außerdem ein Ausschlag, der ganz unterschiedlich aussehen kann und in der Regel nur kurze Zeit bestehen bleibt. Das Fieber kann sehr hoch ansteigen (über 40 °C), zwischenzeitlich immer wieder abfallen und bleibt manchmal wochenlang bestehen. Da die Erkrankung unter Umständen auch die Leber und die Milz betreffen kann, klagen manche der betroffenen Kinder über Bauchschmerzen.

Wie man sich ansteckt

Das Pfeiffer'sche Drüsenfieber wird durch Viren über den Speichel durch Husten, Küssen oder Sprechen übertragen. Aber auch durch Bluttransfusionen können die Erreger weitergegeben werden. Bis die Krankheit ausbricht, vergehen 10 bis 50 Tage. Wie lange die Betroffenen genau ansteckend sind, ist nicht bekannt.

Behandlung

- Wenn die Mandeln so stark anschwellen, dass Atemprobleme auftreten, kann der Arzt Cortisontabletten verschreiben.
- Das Pfeiffer'sche Drüsenfieber (medizinisch Mononukleose) kann durch eine Blutuntersuchung festgestellt werden.
- Die wichtigsten Maßnahmen sind Bettruhe (während des Fiebers) und Fiebersenken bei Temperaturen über 39 °C.

Vorsicht

Wenn Sie den Verdacht auf Pfeiffer'sches Drüsenfieber haben, sollten Sie mit Ihrem Kind zum Arzt gehen. Er kann durch eine Blutuntersuchung feststellen, ob es sich tatsächlich um diese Erkrankung handelt. Eine eitrige Mandelentzündung mit Streptokokken ist mit dem Pfeiffer'schen Drüsenfieber nämlich leicht zu verwechseln.

In seltenen Fällen können Komplikationen wie eine Lungenentzündung oder eine Hirnhautentzündung entstehen. Achten Sie deshalb auf hartnäckigen Husten oder Kopfweh und Nackensteifigkeit. Informieren Sie darüber umgehend Ihren Kinderarzt. Plötzlich starke Bauchschmerzen können in seltenen Fällen ein Hinweis auf einen Milzriss sein.

Die Kinder können den Kindergarten oder die Schule besuchen, sobald sie sich wieder fit fühlen. Allerdings sollten sie in den ersten Wochen nicht am Sportunterricht teilnehmen, da sonst die Gefahr einer Milzverletzung besteht. Außerdem wird sich das Kind, auch wenn die Erkrankung von außen nicht mehr erkennbar ist, noch längere Zeit schlapp fühlen, so dass auf Schonung zu achten ist.

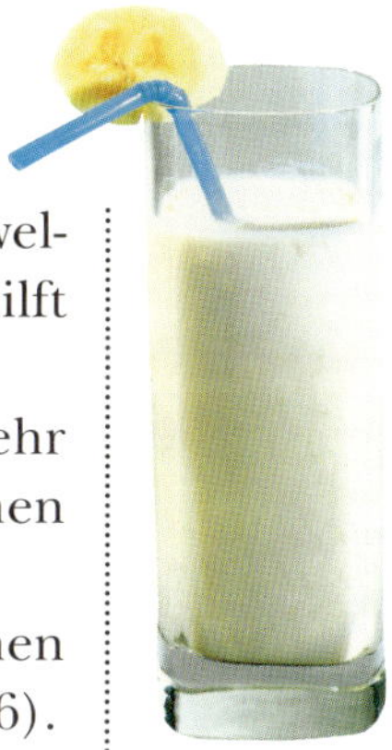

- Geben Sie Ihrem Kind nur leichte Kost wie Reis, Kartoffeln und Joghurt zu essen und bieten Sie ihm reichlich Flüssigkeit an. Da Kaubewegungen wegen der Lymphknotenschwellungen im Kieferwinkel sehr schmerzhaft sein können, hilft manchmal das Trinken mit einem Strohhalm.
- Manche Kinder empfinden Halswickel (siehe Seite 40) als sehr angenehm. Lassen Sie Ihr Kind entscheiden, ob es eher einen kalten oder einen warmen Wickel haben möchte.
- Achten Sie darauf, dass Ihr Kind auch noch in den Wochen nach der Erkrankung viel Ruhe erhält (siehe Kasten Seite 26).

Ringelröteln

Ringelröteln haben trotz ihres missverständlichen Namens nichts mit den bekannten Röteln zu tun. Zunächst erscheinen auf den Wangen des Kindes für die Krankheit sehr charakteristische Rötungen, die häufig an die Form eines Schmetterlings erinnern. Nase und Kinn bleiben frei. Allmählich verfärben sich die Rötungen dunkelrot bis bläulich. Nach ein bis zwei Tagen erscheinen zunächst an den Streckseiten von Armen und Beinen und später auch an den Beugeseiten und am Körperstamm girlandenförmig begrenzte Hautrötungen, bei denen allmählich die Mitte verblasst und nur noch ein rötlicher Rand bestehen bleibt. Der Ausschlag juckt wenig oder gar nicht. Auch Fieber tritt selten und wenn, dann niedrig auf. In der Regel bleiben Hautveränderungen ca. zehn Tage lang bestehen. Gegen Abend oder in der Wärme können sie allerdings noch immer wieder aufflammen.

Die Hälfte der Kinder macht diese Infektion übrigens durch, ohne je irgendein Krankheitssymptom dabei zu bemerken

Wie man sich ansteckt

Ringelröteln werden durch ein Virus verursacht, das durch Tröpfchen, wie sie z. B. beim Husten und Sprechen entstehen, übertragen wird. Die Ansteckungsfähigkeit ist zwei bis vier Tage vor Aus-

Bei einem sonst gesunden Kind verlaufen Ringelröteln in der Regel ohne weitere Komplikationen

bruch des Ausschlags am höchsten. Wenn die Hautveränderungen auftreten, besteht lediglich noch eine minimale Übertragungsfähigkeit der Viren. Vom Tag der Ansteckung bis zum Ausbruch der Erkrankung vergehen 4 bis 14 Tage.

Behandlung

- Falls es dennoch zu Juckreiz kommt, können Sie den Juckreiz stillende Lotionen wie Lotio alba oder Tannolact verwenden.

Vorsicht

Schwangere sollten ein an Ringelröteln erkranktes Kind unbedingt meiden, da eine Infektion zu schweren Schäden am Ungeborenen führen kann. Generell gilt bei dieser Erkrankung: Je früher das Ungeborene mit den Erregern in Kontakt kommt, desto schwerwiegender sind die möglichen Schäden.

Röteln

Röteln beginnen damit, dass sich hinter den Ohren ein hellrosa, klein gefleckter Ausschlag entwickelt. Außerdem schwellen die Lymphknoten im Nacken und hinter den Ohren stark an, was als derbe Knötchen zu ertasten ist.

Der Ausschlag breitet sich dann weiter über das Gesicht, Rumpf, Arme und Beine aus. Manchmal zeigt das Kind auch schon einige Tage vor Beginn des Ausschlags grippeähnliche Symptome wie Husten, Schnupfen oder eine leichte Bindehautentzündung. Bei Röteln kommt es in der Regel nur zu einem leichten Fieberanstieg. Die Kinder fühlen sich nicht sehr krank.

Manchmal klagen sie zusätzlich über Gelenkschmerzen, die allerdings in erster Linie bei Jugendlichen auftreten. Nach zwei bis drei

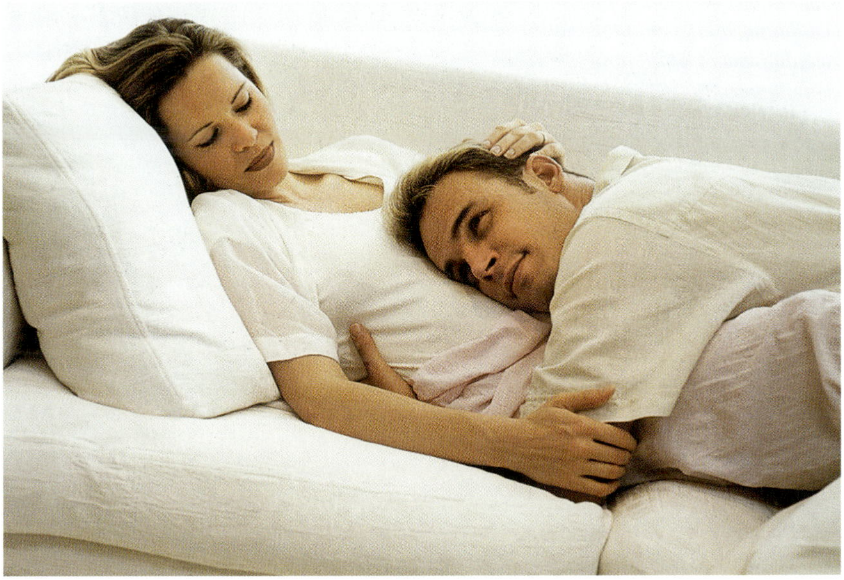

Über den so genannten Titer-Test kann jede Schwangere feststellen lassen, ob sie noch einen natürlichen Rötelschutz hat oder nicht

Tagen blasst der Ausschlag wieder in der umgekehrten Reihenfolge ab, wie er gekommen ist.

Wie man sich ansteckt

Röteln werden durch ein Virus verursacht. Sie sind nur mäßig ansteckend und werden durch Speichel beim Husten und Sprechen übertragen.
Wenn ein Kind an Röteln erkrankt, ist es fünf Tage vor Beginn des Ausschlags bis etwa sieben Tagen danach ansteckend. Vom Zeitpunkt der Ansteckung bis zum Ausbruch der ersten Krankheitssymptome vergehen zwei bis drei Wochen.

Behandlung

- Es ist keine besondere Behandlung erforderlich.

Vorsicht

In sehr seltenen Fällen kann zusätzlich das Gehirn betroffen sein, was Sie bei Ihrem Kind durch verändertes Verhalten, Krämpfe oder Lähmungen bemerken. Suchen Sie dann umgehend einen Kinderarzt auf.
Manchmal sinkt während der Erkrankung die Anzahl der Blutplättchen so weit, dass es zu kleinen Hautblutungen kommt. Auch dann müssen Sie einen Arzt zu Rate ziehen.
Wenn Sie ein an Röteln erkranktes Kind haben, sollten Sie den Kontakt mit Schwangeren unbedingt meiden, da es insbesondere in den ersten Schwangerschaftsmonaten zu schwersten Schädigungen des Ungeborenen kommen kann.

➤ Ab dem vollendeten 11. Lebensmonat kann man gegen Röteln impfen. Die Impfung gegen Röteln ist mit den Impfungen gegen Masern und Mumps kombinierbar.

Scharlach

Die Kinder bekommen plötzlich hohes Fieber und Halsschmerzen. Der Gaumen und die Mandeln sind tiefrot. Später sieht man auch oftmals eitrige Beläge darauf. Ein bis zwei Tage später entwickelt sich ein Ausschlag aus winzigen kleinen roten Pünktchen, die sich leicht erhaben anfühlen. Der Ausschlag tritt meist als Erstes unter den Achseln und in den Leisten auf und breitet sich dann allmählich auf dem ganzen Körper aus. Lediglich die Partie um den Mund herum bleibt ausgespart. Die Zunge ist zunächst weißlich belegt, bekommt aber am dritten bis vierten Krankheitstag eine himbeerrote Farbe. Nach einigen Tagen verschwindet der Ausschlag wieder. Nach der ersten Woche schuppt sich häufig die Haut an Händen und Füßen für einige Zeit.

Wie man sich ansteckt

Scharlach wird durch Bakterien (Streptokokken) verursacht. Damit es zum Ausbruch des Ausschlags kommt, muss eine ganz bestimmte Streptokokken-Art der Verursacher sein, die ein gewisses Gift produzieren.

Ansteckend sind die Kinder ab Beginn des Fiebers und der Halsschmerzen bis etwa drei bis vier Wochen danach. Bei Einnahme eines Antibiotikums gelten sie allerdings bereits nach einem Tag als nicht mehr infektiös. Die Zeit von der Ansteckung bis zum Ausbruch beträgt zwei bis vier Tage.

Rheumatisches Fieber und Nierenentzündungen, beides mögliche Folgeerkrankungen bei Scharlach, sind immunologische Fehlsteuerungen des Körpers

Vorsicht

In seltenen Fällen kann es einige Wochen nach der Scharlacherkrankung zu rheumatischem Fieber oder einer Nierenentzündung kommen. Das rheumatische Fieber äußert sich durch Fieber, Gelenkschmerzen und schnellen Puls (Herzentzündung). Die Nierenentzündung zeigt sich in Bauchschmerzen und Blut im Urin. Suchen Sie dann unverzüglich einen Arzt auf.

Behandlung

- Gehen Sie auf jeden Fall zum Arzt, wenn Ihr Kind Scharlach hat. Er wird ihm ein Antibiotikum verschreiben. Außerdem wird er den Urin kontrollieren, um rechtzeitig eine Nierenentzündung zu entdecken.
- Das Kind sollte während des Fiebers auf jeden Fall im Bett bleiben, um sich möglichst zu schonen.
- Unterstützen können Sie den Krankheitsverlauf mit Belladonna D6, geben Sie 5 Tage lang 3-mal täglich 5 Globuli.
- Wohltuend sind auch Halswickel (siehe Seite 40) sowie Kräutertee (siehe Seite 22).

Windpocken

Windpocken treten zunächst als kleine rote Punkte in Erscheinung. Sie breiten sich innerhalb von Stunden blitzschnell am ganzen Körper aus und verwandeln sich nach und nach alle in Bläschen, die stark jucken und nässen. Typisch für die Krankheit ist, dass man sie auch auf dem behaarten Kopf findet. Teilweise befallen sie zusätzlich die Schleimhäute (Mund, Genitalien). Die Bläschen platzen nach einiger Zeit auf, und es entstehen darauf kleine bräunliche Krusten. Parallel dazu entstehen in den ersten vier bis fünf Tagen wieder neue rote Punkte, die sich dann auch wieder in Bläschen und später in Krusten verwandeln.

Die Bläschen können aufgrund ihres Juckreizes zu einer echten Geduldsprobe werden

Die meisten Kinder haben nur mäßig hohes Fieber und sind in erster Linie durch den permanenten Juckreiz beeinträchtigt. Nach ein bis zwei Tagen fallen die entstandenen Krusten ab. Nach ungefähr zehn Tagen entstehen meist keine neuen Punkte mehr, und fast alle Krusten sind abgefallen. Die zunächst zurückbleibenden bräunlichen Flecken verschwinden bald von selbst wieder.

Wie man sich ansteckt

Windpocken werden durch ein Virus übertragen, das durch die Luft fliegt und durch Sprechen oder Husten übertragen wird. Die Krankheit ist hochansteckend, wodurch sich erklärt, warum fast alle Menschen bereits als Kinder daran erkranken. Die Ansteckungsgefahr besteht ein bis zwei Tage vor Auftreten des Ausschlags und endet etwa am zehnten Tag. Die Zeitspanne zwischen Ansteckung und Ausbruch der Krankheit beträgt zwei bis drei Wochen.

Behandlung

- Achten Sie darauf, dass Ihr Kind leichte Kleidung aus Baumwolle trägt und nicht schwitzt, da sonst der Juckreiz verstärkt wird.

Vorsicht

1. Wenn die einzelnen Bläschen vereitern oder größere Abszesse entstehen, muss man mit Antibiotika behandeln.
2. Wenn Ihr Kind nach den ersten Tagen plötzlich hoch fiebert, sich seltsam verhält, auffallend zittrig ist oder Gangstörungen zeigt, müssen Sie schnellstens einen Arzt zu Rate ziehen, da in sehr seltenen Fällen das Gehirn geschädigt werden kann.
3. Wenn Sie selbst um den Geburtstermin herum erkranken, muss Ihr Baby in der Klinik vorsichtshalber schützende Antikörper gespritzt bekommen und anschließend 10 bis 12 Tage stationär überwacht werden, da in diesem Alter Windpocken ernste Verläufe nehmen können.

- Senken Sie das Fieber nur, wenn es über 39 °C geht. Verwenden Sie in diesem Fall Fieberzäpfchen und keine Wadenwickel.
- Ihr Kinderarzt kann Ihnen eine austrocknende juckreizstillende Lotion wie z. B. Anaesthesulf, Tannolact oder Lotio alba verschreiben. Tupfen Sie diese Lotion mehrmals täglich auf die Bläschen auf. Falls der Juckreiz sehr stark ist, gibt es auch noch juckreizstillende Tropfen.

Die Lotion sorgt dafür, dass die Bläschen schneller austrocknen und abfallen

- Wenn Ihr Kind Windpocken an der Mundschleimhaut hat, geben Sie ihm mehrmals täglich Kamillentee zu trinken.
- Wenn Ihr Kind an den Schleimhäuten der Genitalien stark juckende Windpocken hat, helfen desinfizierende Sitzbäder, beispielsweise mit Braunollösung.
- Gehen Sie mit Ihrem Kind möglichst nicht in die pralle Sonne, da sonst die bräunlichen Flecken sehr lange Zeit bleiben.
- Vermeiden Sie den Kontakt mit Schwangeren, da Windpocken beim ungeborenen Baby Krankheiten hervorrufen können.
- Wenn Ihr Kind an Neurodermitis leidet, sollten Sie es gegen Windpocken impfen lassen, da bei der Erkrankung Windpocken extrem schwer verlaufen können.

Auch Jugendliche, die bislang keine Windpocken hatten, können sich zwischen 12 und 15 Jahren impfen lassen

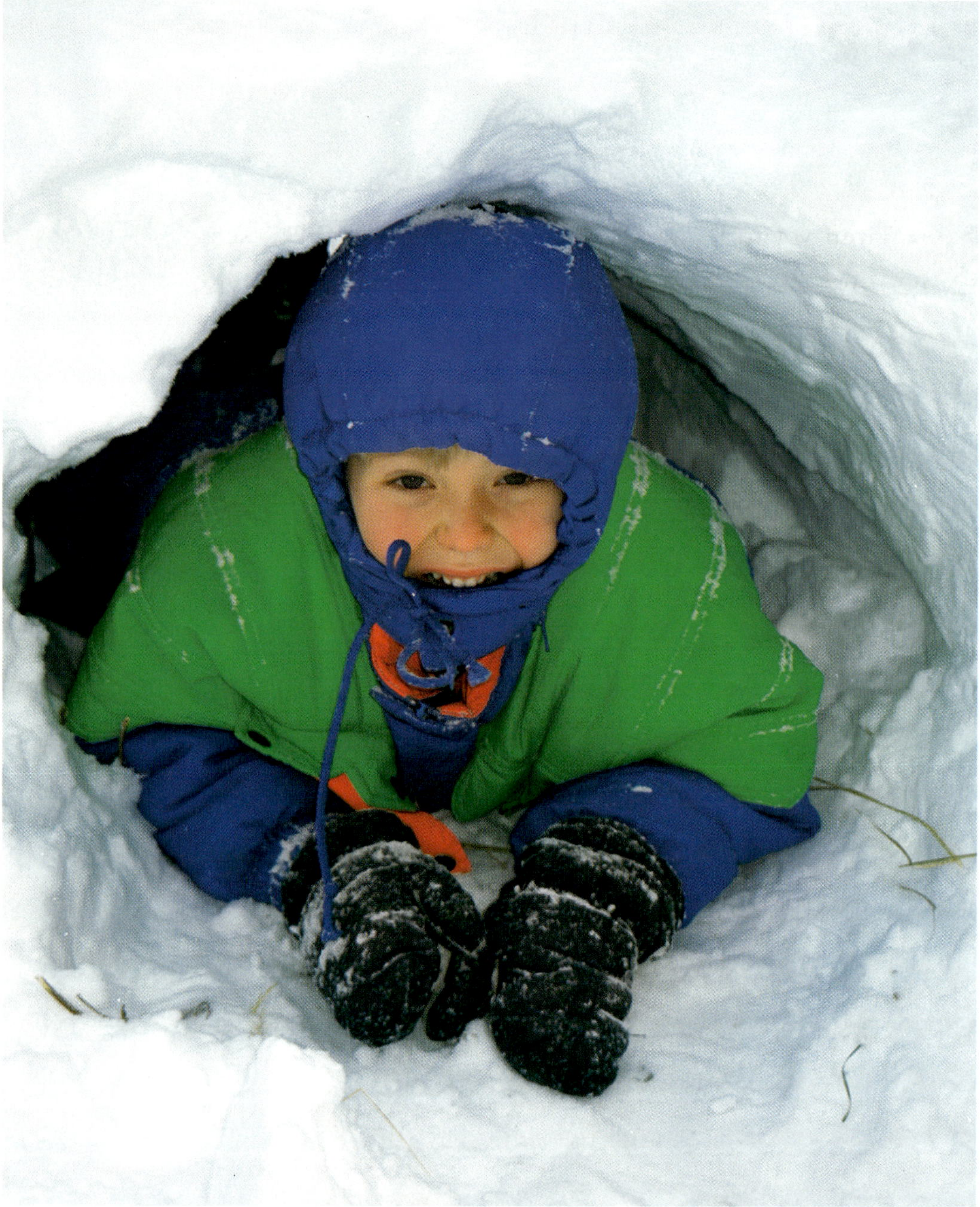

Erkältungskrankheiten

Erkältungskrankheiten treten besonders in den kalten und nassen Jahreszeiten auf. Sie werden meistens durch Viren verursacht und über Tröpfchen durch Niesen, Husten und Sprechen übertragen. Ist es draußen eisig und feucht, dann ist das Immunsystem oft geschwächt und viele Erreger haben leichtes Spiel. Generell gilt, dass während der Phase der Erkältungskrankheiten auf ausreichend Vitamine und warme Kleidung geachtet werden muss.

Frösteln – ein erstes Signal

Die ersten Anzeichen einer Erkältung sind Frösteln, Kopfweh, Niesen oder auch ein Kratzen im Hals. Dann sollte die erste Grundregel lauten, das Kind warm zu halten. Nur dann können die Abwehrmechanismen des Körpers optimal funktionieren. Das Wichtigste sind warme Füße; lassen Sie Ihr Kind deshalb nicht barfuß herumlaufen. Friert Ihr Kind, so machen Sie ihm ein ansteigendes Fußbad und geben Sie ihm warmen Holunderblütentee mit etwas Honig und Zitrone zu trinken. Der Honig sollte erst dem nur noch lauwarmen Tee zugegeben werden, da sonst seine Wirkstoffe zunichte gemacht werden.

Um Erkältungen gar nicht erst entstehen zu lassen, sollten Sie auf die richtige Kleidung achten. Warm eingepackt ist auch eine Schlittenpartie im Winter kein Problem

Fußbäder, Tees & Co.

Ist Ihr Kind krank, so braucht es Ihre volle Aufmerksamkeit. Zeigen Sie ihm, dass Sie für es da sind; bleiben Sie z. B. während des Fußbads bei Ihrem Kind sitzen. Es soll sich entspannen können und merken, dass Sie sich Zeit für seine Bedürfnisse nehmen. Nach einem Fußbad ist es sehr wichtig, die Füße gut abzutrocknen Am besten ist es, das Kind gleich danach ins Bett zu bringen, damit die Füße auch wirklich gut warm bleiben. Gut helfen auch warme Zwiebelsocken (siehe Seite 37), die auch die ganze Nacht an den Füßen des Kindes dranbleiben können.

Ein Fußbad kann wunderbar entspannend sein – und mit einem schönen Buch vergeht die Zeit im Nu

Wenn das Kind nicht die ganze Zeit im Bett liegen möchte, ist es wichtig, darauf zu achten, dass es nicht draußen herumrennt, Fahrrad fährt oder Sport macht. Dadurch kann es erneut auskühlen und braucht vermehrt Energie, die eigentlich das Immunsystem zum Gesundwerden benötigt.

Ansteigendes Fußbad

Was Sie brauchen: 3 Esslöffel Thymiankraut, ¼ Liter kochendes Wasser

Vorgehen: Brühen Sie das Thymiankraut mit dem kochenden Wasser auf. Nach ca. 15 Minuten gut abseihen und etwas abkühlen lassen.

Ihr Kind stellt nun seine Füße in eine Wanne, in der 36 °C warmes Wasser bis zur Mitte seiner Waden reicht. Geben Sie dem Wasser den etwas abgekühlten Thymianabsud hinzu. Dann gießen Sie innerhalb von 5 bis 10 Minuten allmählich noch wärmeres Wasser dazu, so dass die Endtemperatur des Fußbad 40 °C beträgt.

Nach weiteren 5 Minuten frottieren Sie die Füße und Beine, ziehen lange Baumwollstrümpfe an und legen das Kind ins warme Bett und lassen Sie es sich gut ausruhen. Wiederholen Sie das Fußbad 3-mal täglich.

Tipp Zusätzlich unterstützend gegen sich anbahnende Erkältungskrankheiten wirkt Vitamin C in Form von Zitrusfrüchten oder Gemüse (z. B. Rote Beete). Auch Brausetabletten können dabei helfen, genügend Vitamin C zu sich zu nehmen.

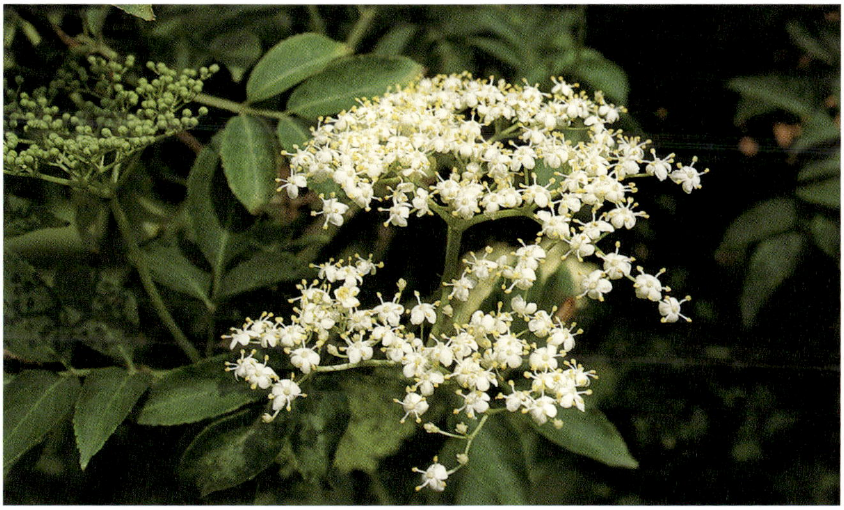

Holunderblüten sind – neben Lindenblüten – ideal, um den Körper auf natürlichem Weg zum Schwitzen zu bringen

Holunderblütentee

Was Sie brauchen: 1 Teelöffel Holunderblüten, ¼ Liter Wasser
Vorgehen: Die Blüten mit dem kochenden Wasser überbrühen und alles 5 bis 10 Minuten lang ziehen lassen. Nach dem Abseihen geben Sie Ihrem Kind 3-mal täglich 1 Tasse (mit einem Spritzer frischer Zitrone und etwas Honig gesüßt) zu trinken.

Zwiebelsocken

Was Sie brauchen: 1–2 Zwiebeln, 2 Kompressen oder Baumwolltaschentücher, etwas Heftpflaster, 1 Paar Socken
Vorgehen: Zerkleinern Sie die Zwiebeln. Die Zwiebelstückchen in die Kompressen einwickeln und alles mit Heftpflaster zukleben, damit die Zwiebeln nicht herausrutschen. Erhitzen Sie dann die Päckchen über heißem Wasserdampf, z. B. in einem Sieb. Anschließend wird je eine Kompresse in einen dicken Wollsocken gesteckt. Diese Socken ziehen Sie dem Kind nun an. Man kann sie getrost die ganze Nacht über anlassen.

Halsschmerzen

Wer häufig Mandelentzündungen hat und immer wieder mit Eiterbelägen kämpft, sollte mit seinem Arzt bereden, ob eine Mandeloperation angebracht ist

Halsschmerzen werden durch Viren oder Bakterien verursacht, die eine Entzündung im Rachen und an den Mandeln hervorrufen. Bei einer viralen Halsentzündung sind meistens die Halslymphknoten nicht so stark angeschwollen und auf den Mandeln finden sich keine Beläge. Wenn Bakterien die Ursache sind (meistens Streptokokken), sind die Lymphknoten im Halsbereich oft sehr stark angeschwollen, der Rachen ist tiefrot verfärbt, und auf den Mandeln finden sich kleine Eiterbeläge. Manchmal haben die Kinder zusätzlich Fieber. Wenn nach einigen Tagen ein roter, kleinfleckiger, leicht erhobener Ausschlag auftritt, hat das Kind sehr wahrscheinlich Scharlach. Bei dieser Erkrankung (siehe Seite 30f.) sind ebenfalls Streptokokken die Krankheitserreger. Sie produzieren jedoch zusätzlich ein spezielles Gift, das den Ausschlag hervorruft.

Insbesondere bei älteren Kindern und Jugendlichen können Halsschmerzen in Kombination mit vergrößerten Halslymphknoten, dicken gelben Belägen auf den Mandeln, teilweise auch Fieber auf das Pfeiffer'sche Drüsenfieber (medizinisch auch Mononukleose genannt) hinweisen. Diese Erkrankung wird durch ein Virus verursacht, das durch den Speichel über Sprechen, Husten oder Küssen übertragen wird.

Halswehtee

$\frac{1}{2}$ Teelöffel Salbeiblätter, 1 Teelöffel Kamillenblüten, 1Teelöffel Brombeerblätter

Mischen Sie die Kräuter. Nehmen Sie davon 1 Teelöffel und überbrühen Sie ihn mit $\frac{1}{4}$ Liter kochendem Wasser. Lassen Sie den Tee anschließend 5 Minuten lang ziehen, seihen Sie ihn durch ein Sieb ab und geben Sie Ihrem Kind davon mehrmals täglich schluckweise zu trinken. Bei Bedarf können Sie den Tee mit etwas Honig süßen.

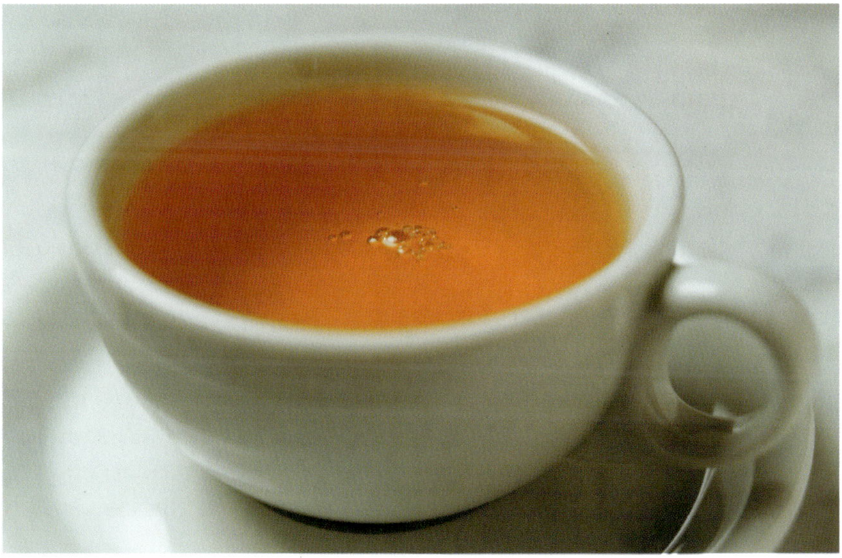

Behandlung

- Ihr Kinderarzt kann durch einen Rachenabstrich feststellen, ob sich bei Ihrem Kind Streptokokken im Rachen befinden. Dies ist wichtig, da in diesem Fall Ihr Kind ein Antibiotikum einnehmen sollte, da die Bakterien ansonsten auf das Herz übergehen können. Außerdem wird der Arzt den Urin Ihres Kindes kontrollieren, da in seltenen Fällen eine Nierenerkrankung entsteht, die durch Blut im Urin der Kinder auffällt. Wenn ein Kind mehr als drei bis fünf eitrige Mandelentzündungen im Jahr hat, muss über eine Mandeloperation nachgedacht werden.
- Gegen Halsschmerzen gibt es einige altbewährte Hausmittel. Weil Salbei bekannt ist für seine desinfizierende Wirkung, kann man ihn als Tee sehr gut zum Gurgeln einsetzen. Da kleinere Kinder aber das Gurgeln oftmals noch nicht beherrschen und Salbei wegen seines bitteren Geschmacks pur nicht mögen, ist es ratsam, den Tee mit Kamillenblüten und Brombeerblättern zu mischen und mehrmals täglich schluckweise zum Trinken zu geben. (vgl. auch Kasten Seite 38.)

Je nach Befinden helfen manchmal eher warme oder kalte Getränke

- Sehr gut wirken auch Halswickel. Fragen Sie Ihr Kind, ob es lieber einen warmen oder einen kalten Wickel haben möchte.
- Auch ein Halswehsaft aus Knoblauch und Honig wirkt stark entzündungshemmend.
- Als homöopathisches Mittel hilft Belladonna D6. Geben Sie Ihrem Kind 4-mal täglich 5 Globuli.

Alternative zum warmen Halswickel: Kartoffelwickel (siehe Seite 41)
Alternative zum kalten Halswickel: Quarkwickel (siehe Seite 42)

Halswickel (warm oder kalt)

Das brauchen Sie: 2 Handtücher, heißes oder kaltes Wasser, 1 Schal
Vorgehen: Tauchen Sie 1 Handtuch entweder in heißes oder kaltes Wasser. Wringen Sie es gut aus. Legen Sie nun das angefeuchtete Tuch auf das trockene Handtuch, wickeln Sie dieses um den Hals des Kindes. Anschließend befestigen Sie alles mit einen Schal. Achten Sie darauf, dass der Halswickel den ganzen Hals bedeckt und vom Unterkiefer/Nacken bis zu den Schultern reicht.

Knoblauchsaft

Das brauchen Sie: 2 Knoblauchzehen, 1 Spritzer frischer Zitronensaft, 2 Esslöffel Olivenöl, 1 Teelöffel Honig
Vorgehen: Zerdrücken Sie die geschälten Knoblauchzehen und mischen Sie den frisch gepressten Zitronensaft, das Olivenöl und den Honig darunter. Geben Sie Ihrem Kind davon 1 Teelöffel pro Tag.

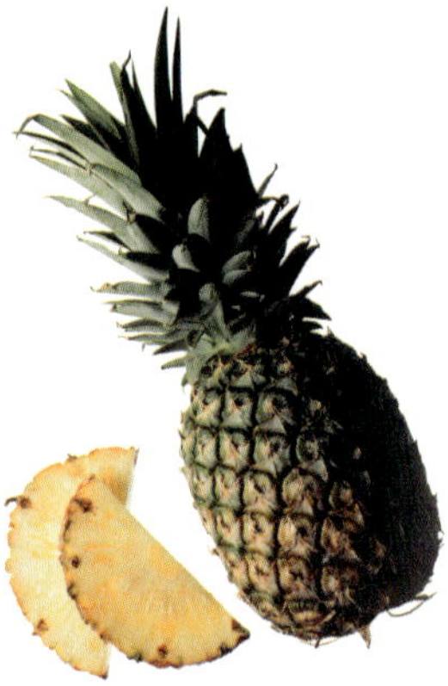

Abwehrstärkende Fruchtsäfte

Geben Sie Ihrem Kind frisch gepressten Orangensaft und Ananassaft (halb und halb gemischt) mit Wasser verdünnt zu trinken. Darin ist viel Vitamin C enthalten, wodurch das Immunsystem unterstützt wird.

Husten

Am Anfang einer Erkältung entzünden sich häufig zusätzlich die Schleimhäute in der Luftröhre und den Bronchien. Der Körper reagiert darauf mit einem trockenen Reizhusten. In den Schleimhäuten der Luftröhre und der Bronchien wird dann vermehrt Schleim gebildet, durch den Krankheitserreger und alte Zellbestandteile abgehustet oder heruntergeschluckt werden. Dadurch wird der Husten allmählich lockerer und verschwindet nach und nach meist innerhalb von einer Woche wieder.

Wenn Ihr Kind heftig hustet, sollten Sie darauf gefasst sein, dass es sogar einen Muskelkater davon bekommen kann

Brustwickel mit Schmalz/Kartoffeln/Olivenöl

Bei Husten haben sich als Hausmittel sehr die Brustwickel bewährt. Sie sollten so warm angewendet werden, wie das Kind sie gerade aushält.

Was Sie brauchen: 1 dickes Frotteetuch, 1 Baumwolltuch, 1 Mullwindel, erwärmtes Griebenschmalz oder wahlweise zerdrückte Pellkartoffeln, 1 Schal

Vorgehen: Breiten Sie das Frotteetuch aus, das ungefähr so breit ist wie der Oberkörper Ihres Kindes. Legen Sie darüber das Baumwolltuch. Als Innentuch für die Auflage nehmen Sie am besten eine Mullwindel. Bestreichen Sie das mittlere Drittel entweder mit gewärmtem Griebenschmalz oder mit zerdrückten Pellkartoffeln und schlagen Sie die Stoffränder der Windel darüber zusammen. Lassen Sie nun Ihr Kind mit dem Rücken drauflíegen. Wickeln Sie zunächst die Innenschicht und dann nacheinander auch die äußeren Tücher um die Brust des Kindes. Der zum Schluss herumgebundene Schal sorgt für Halt.

Für die richtige Größe der Tücher gilt: Messen Sie immer vom unteren Rand der Rippen bis zu den Achselhöhlen

Tipp Wenden Sie diesen warmen Brustwickel nur an, wenn Ihr Kind kein Fieber hat. Ansonsten ist ein Quarkwickel besser geeignet.

Sie können auch die Brust Ihres Kindes mit warmem Olivenöl einreiben und dann die Wickel zum Warmhalten anlegen. Manche Kinder bevorzugen trockene Wickel, bei denen die Mullwindel nur auf der Heizung erwärmt wurde.
Achten Sie auf jeden Fall darauf, dass die Innenauflage der Wickel oder das Olivenöl nicht zu heiß sind (mit dem Ellenbogen zuvor testen).

Brustwickel mit Quark

Für einen Quarkwickel muss der Quark zimmerwarm sein

Wenn Ihr Kind zusätzlich Fieber hat, sind kalte Wickel, wie z. B. dieser Quarkwickel, empfehlenswerter.
Das brauchen Sie: 1 dickes Frotteetuch, 1 Baumwolltuch, 1 Mullwindel, Quark
Vorgehen: Wenn Ihr Kind fiebert, wirken Quarkwickel oft noch besser. Gehen Sie vor wie bei dem Brustwickel mit Schmalz. Bestreichen Sie nun das mittlere Drittel der Mullwindel mit einer ca. 1 bis 1,5 Zentimeter hohen Schicht aus zimmerwarmem Quark und schlagen Sie die Stoffränder darüber. Befestigen Sie das Quarkpaket auf der Brust des Kindes. Den Wickel sollten Sie maximal 10 bis 15 Minuten lang anlegen. Das Kind darf nicht anfangen zu frösteln!

Thymian-Fenchel-Spitzwegerich-Hustentee

Sehr gut schleimlösend wirkt dieser Kräutertee, der auch einem warmen Vollbad zugegeben werden kann, da Thymian entkrampfende und antientzündliche Wirkstoffe enthält.
Das brauchen Sie: Mischung aus 1 Teelöffel Thymian, 1 Teelöffel Fenchel und ½ Teelöffel Spitzwegerich, ¼ Liter Wasser
Vorgehen: 1 Teelöffel der Mischung mit kochendem Wasser überbrühen. Nach 5 Minuten abseihen und davon 3-mal täglich 1 Tasse mit etwas Honig gesüßt verabreichen.

Rettichhustensaft

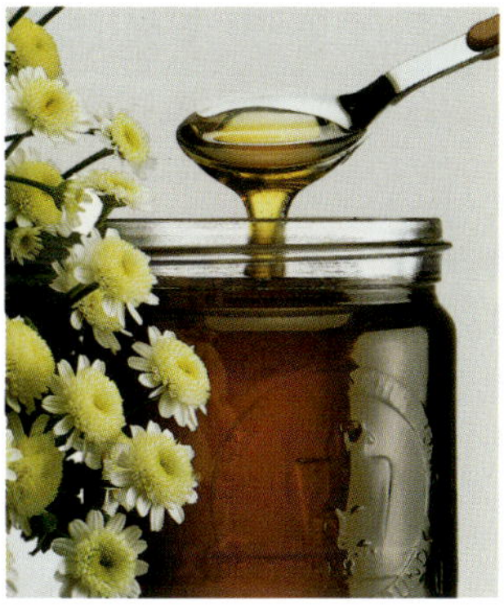

Dieser Hustensaft aus Rettich oder Zwiebeln ist ein hervorragender Schleimlöser und wird auch von Kindern gerne getrunken.

Das brauchen Sie: 1 Gärtnerrettich, 3 Esslöffel Kandiszucker oder wahlweise 2 Esslöffel Honig

Vorgehen: Reiben Sie den Rettich und geben Sie den Zucker oder den Honig dazu. Lassen Sie dieses Gemisch zugedeckt über Nacht stehen. Drücken Sie am nächsten Tag das Ganze durch ein Sieb und geben Sie Ihrem Kind von dem entstandenen Saft 3-mal täglich 1 Esslöffel zu trinken. Der Hustensaft hält sich in einer verschlossenen Flasche im Kühlschrank maximal 2 Tage lang.

Husten bei Babys

Bei Babys sollte man besonders mit schleimlösenden Hustensäften sehr vorsichtig sein, da dadurch zunächst mehr flüssiges Sekret gebildet wird und die Babys dann oft Mühe haben, diese »Mengen« wieder abzuhusten oder herunterzuschlucken. Hier haben sich einige klassische Hausmittel besser bewährt.

Behandlung

- Bieten Sie Ihrem kleinen Patienten möglichst viel zu Trinken an. Das verflüssigt den Schleim am besten. Von dem Thymiantee (siehe Seite 42) können Sie 1/2 Teelöffel mit 1/4 Liter Wasser aufbrühen, den Aufguss 5 Minuten lang ziehen lassen und 3-mal täglich 1 Teelöffel als Tee oder in die Flaschenmilch eingerührt geben.
- Sorgen Sie, wie auch bei Schnupfen, für genügend Luftfeuchtigkeit, um die Schleimhäute nicht noch mehr zu reizen; dadurch verhindern Sie einen wunden Hals und Hustenanfälle.

Besondere Hustenformen

Krupp-Husten

Der Krupphusten, auch Pseudokrupp genannt, wird durch bestimmte Viren verursacht, die zu einer Entzündung und anschließenden Schwellung des Kehlkopfs führten. Die Erkrankung tritt hauptsächlich im Alter zwischen sechs Monaten und vier Jahren auf. Der ohnehin in diesem Alter noch recht kleine Kehlkopf ist bei manchen Kindern von der Veranlagung her besonders schmal. Wenn durch eine Entzündung die Schleimhaut an der Innenwand des Kehlkopfs nun noch anschwillt, kann die eingeatmete Luft immer schwerer hindurchtreten. Die Kinder wachen häufig in den Abendstunden mit einem bellenden trockenen Husten auf und ziehen die Luft mit einem lauten Geräusch bei der Einatmung ein. Da die Kinder Atemnot verspüren, sind sie panisch und aufgeregt.

Behandlung

- Versuchen Sie, trotz aller Aufregung Ruhe auszustrahlen, um Ihr Kind zu beruhigen, da sich dadurch die Symptome bessern. Gehen Sie mit Ihrem Kind an die frische Luft oder drehen Sie im Bad die Dusche auf. Kühle oder wasserdampfgesättigte Luft lässt die Schleimhäute wieder abschwellen.
- Wenn das Kind weiter nach Luft ringt und keine Besserung eintritt, sollten Sie den Notarzt verständigen. Er wird Ihrem Kind ein Cortisonzäpfchen geben, wodurch nach kurzer Zeit Besserung eintritt.
- Wenn Ihr Kind schon einmal solch einen Kruppanfall hatte, wird Ihr Kinderarzt Ihnen diese Cortisonzäpfchen verschreiben, so dass Sie im Notfall gleich selbst das richtige Medikament zur Hand haben.
- Sobald die Kinder größer werden und damit auch ihr Kehlkopf wächst, tritt diese Erkrankung nicht mehr auf.

Bronchitis/Lungenentzündung

Wenn der Husten bei Ihrem Kind nach ungefähr einer Woche nicht wieder vergangen ist oder sich nicht deutlich gebessert hat, sollten Sie unbedingt zu einem Arzt gehen und die Lunge abhören lassen. Auf die den Husten verursachenden Viren können sich nämlich schnell Bakterien aufpfropfen, die eine Entzündung der Bronchien (Bronchitis) oder sogar eine Lungenentzündung hervorrufen können. Besonders, wenn der ausgehustete Schleim gelblich oder grünlich ist oder das Kind zudem hohes Fieber bekommt, ist daran zu denken.

Eine drohende Lungenentzündung darf keinesfalls auf die leichte Schulter genommen werden – hier ist ein Arztbesuch Pflicht!

Asthma

Wenn ein Kind längere Zeit an einem trockenen Husten leidet, kann auch ein durch Infekte oder Allergien ausgelöstes Asthma dahinter stecken. Durch Abhören der Lunge, Allergie- und Lungenfunktionstests kann Ihr Kinderarzt dies schnell feststellen. Durch eine gezielte Schulung des Kindes und konsequente medikamentöse Therapie können Kinder mit dieser Erkrankung nahezu beschwerdefrei und uneingeschränkt leben.

Ohrenschmerzen

Leichtere Ohrenschmerzen können bei Kindern durch einen Pfropfen festsitzenden Ohrschmalzes oder auch durch einen Pickel oder einen Insektenstich im äußeren Gehörgang verursacht sein. Wenn die Schmerzen aber heftiger sind und das Kind vielleicht auch noch Fieber hat, ist meistens eine Mittelohrentzündung die Ursache. Häufig geht eine allgemeine Erkältung mit Husten und Schnupfen voraus. Dabei steigen die Krankheitserreger (meist Viren) im Rachenraum nach oben auf und gelangen durch eine Röhre (Eustachische Röhre) in das Mittelohr. Zusätz-

lich ist bei kleineren Kindern diese Röhre häufig eng und zudem teilweise oder ganz an ihrem Ende zum Rachen hin durch Polypen verlegt, so dass die Belüftung des Mittelohrs schlechter funktioniert. Dadurch heilen Entzündungsprozesse schlechter ab und neue Infektionen werden begünstigt, so dass die Kinder häufig eine Mittelohrentzündung nach der anderen haben. Oftmals verbleibt nach einer bereits fast abgeheilten Entzündung noch ein kleiner Erguss im Ohr.
Es ist dann möglich, dass Ihr Kind schlechter hört als sonst. Nach einigen Monaten läuft diese Flüssigkeit allmählich wieder ab und das Kind hat wieder ein normales Hörvermögen.

Behandlung

- Wenn Sie den Verdacht haben, Ihr Kind könne eine Mittelohrentzündung haben, sollten Sie es einem Kinderarzt vorstellen. Er kann dies mit Hilfe seines Otoskopes feststellen.
- Bei einer eitrigen Mittelohrentzündung wird der Arzt ein Antibiotikum verschreiben, da die Entzündung in seltenen Fällen auf die Hirnhäute oder die angrenzenden Knochen übertreten kann. Außerdem kann er Ihrem Kind abschwellende Nasentropfen verschreiben, die die Belüftung des Mittelohres verbessern und den Druck mildern.
- Wenn ein Erguss entstanden ist, wird der Arzt nach einiger Zeit überprüfen, ob er sich vollständig aufgelöst hat, da ansonsten durch die ständige Hörminderung beim Kind Probleme in der Sprachentwicklung auftreten können. Falls der Erguss ständig nachzuweisen ist oder das Kind alle paar Monate an einer Mittelohrentzündung erkrankt, hilft manchmal nur eine operative Entfernung der Polypen und die Einlegung von einem Belüftungsröhrchen in das Trommelfell.
- Wenn Ihr Kind anfälliger für Mittelohrentzündungen ist, haben sich Zwiebelohrwickel, siehe Seite 48, wegen ihrer antientzündlichen Dämpfe bewährt.

Manchmal entstehen die Ohrenschmerzen nach dem Schwimmen: Wasser kann sich im Gehörgang sammeln und eine Infektion begünstigen

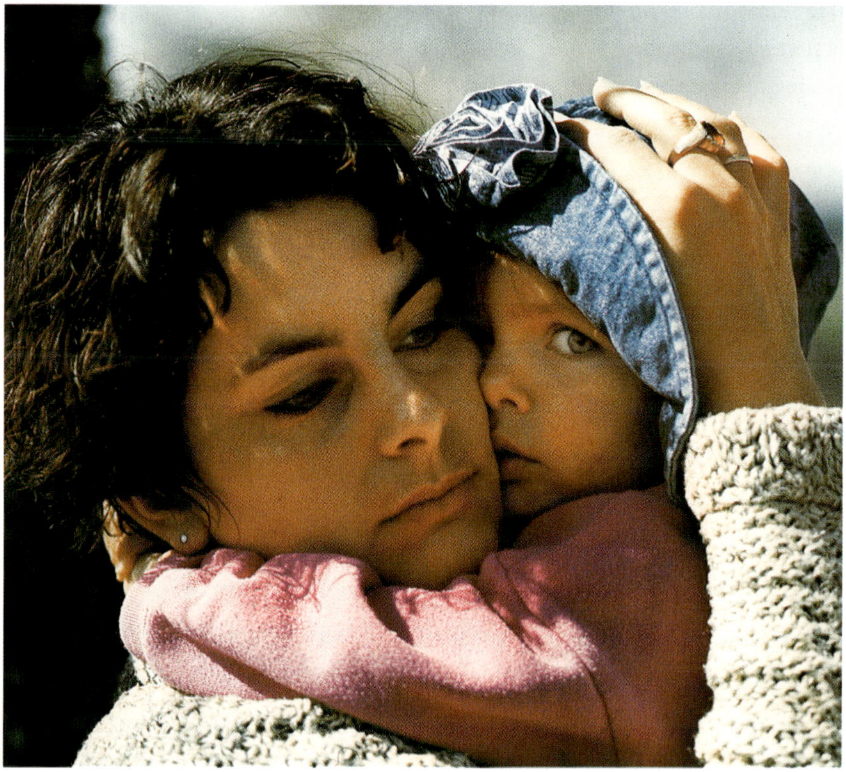

Kleinere Kinder oder Säuglinge, die noch nicht genau sagen können, wo es ihnen wehtut, fassen sich häufig an das entzündete Ohr oder greifen sich einfach nur an den Kopf, meist sind sie quengelig und appetitlos

- Außerdem hilft zur besseren Belüftung des Ohrs Kaugummikauen, da durch das ständige Schlucken immer wieder die Verbindungsröhre zwischen Rachen und Ohr geöffnet wird.
- Sorgen Sie dafür, dass Ihr Kind möglichst wenig Zug an die Ohren bekommt. So sollte es beim Fahrradfahren immer ein Kopftuch oder Stirnband tragen. Sie können auch in das betroffene Ohr einen bisschen Watte stecken. Lassen Sie auch Ihr Kind nicht mit nassen Haaren in der Wohnung oder sogar draußen herumlaufen. Das kühlt das Ohr aus und begünstigt eine neue Entzündung.
- Als homöopathische Mittel helfen bei starken Ohrenschmerzen Belladonna D6 und bei leichten Schmerzen: Ferrum phosphoricum D6. Geben Sie Ihrem Kind jeweils 3-mal täglich 5 Globuli.

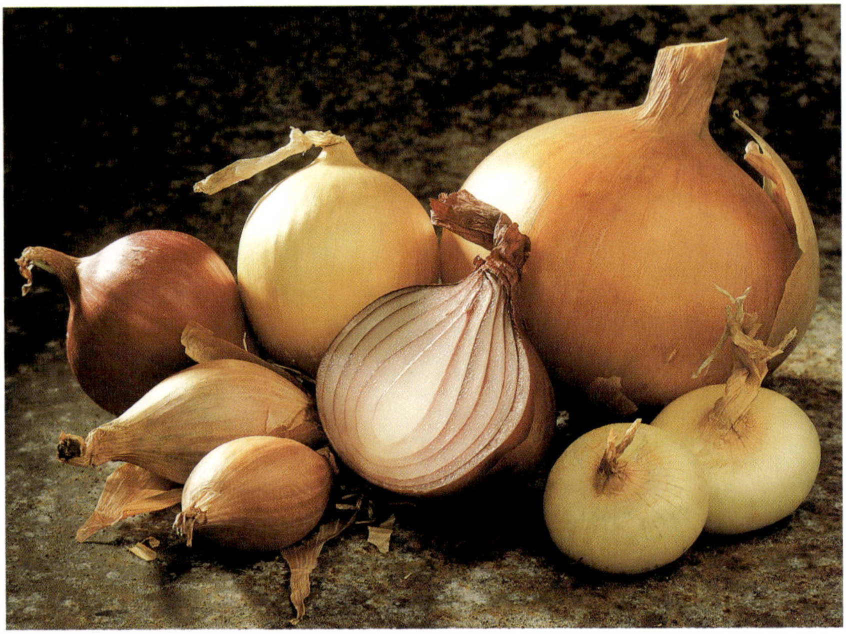

Zwiebeln sind ausgezeichnete natürliche Heilmittel bei vielen Entzündungen und Verletzungen

Zwiebelohrwickel

Das brauchen Sie: 1 Zwiebel, 1 Baumwolltaschentuch oder Kompresse, Wasserdampf
Vorgehen: Schneiden Sie die Zwiebel in kleine Stückchen und wickeln Sie diese in das Taschentuch oder die Kompresse. Sie können die Ränder mit Heftpflaster zukleben, damit die Zwiebelstücke nicht so leicht herausrutschen.
Erwärmen Sie das Zwiebelpaket einige Minuten über einem umgedrehten Kochdeckel über Wasserdampf. Legen Sie es dann auf das Ohr Ihres Kindes, so dass es vollständig bedeckt ist. Mit einem Stirnband oder Kopftuch können Sie das Ganze fixieren. Der Zwiebelwickel kann mehrere Stunden am Ohr verbleiben oder Sie können ihn auch die Nacht über dran lassen.
Sie können auch getrocknete Kamillenblüten über Wasserdampf erhitzen und sie in einem Baumwolltaschentuch oder einer Mullkompresse auf das schmerzende Ohr legen.

Schnupfen

Wenn die Nase dann so richtig läuft, ist es ganz wichtig, darauf zu achten, dass Ihr Kind viel trinkt. Durch den Schnupfen verliert der Körper viel Flüssigkeit.
Wohltuend empfinden auch Kinder schon ein Kopfdampfbad mit Meersalz. Vorsicht jedoch: Wegen der Verbrühungsgefahr sollten Sie dabei Ihr Kind nie allein lassen. Wenn die Nase sehr angeschwollen und verstopft ist, ist es ratsam, ca. 15 Minuten vor dem Dampfbad abschwellende Nasentropfen zu geben, damit der Wasserdampf gut in die Nasenwege eindringen kann. Die Nasentropfen kann Ihnen der Kinderarzt verschreiben. Da dadurch die Nasenschleimhäute austrocknen können sollten sie maximal eine Woche lang verabreicht werden.

Auch die gereizten Schleimhäute schwellen besser ab, wenn man viel trinkt

Kopfdampfbad

Das brauchen Sie: 1 Schüssel, 2 Liter kochendes Wasser, 1 Esslöffel Meersalz
Vorgehen: Füllen Sie die Schüssel mit dem kochenden Wasser und geben Sie das Meersalz hinzu. Legen Sie Ihrem Kind ein Handtuch über den Kopf und lassen Sie es die Dämpfe 10 bis 15 Minuten lang einatmen. Vorsicht: Wegen einer Verbrühungsgefahr unbedingt dabei sitzen bleiben!

Wenn der Schnupfen nicht weggeht

Wenn der Schnupfen bei Ihrem Kind länger als ein bis zwei Wochen andauert, kann auch eine andere Ursache als eine Erkältung dahinter stecken. Ein häufiger Grund ist eine Allergie. Lassen Sie von Ihrem Kinderarzt testen, ob Ihr Kind auf bestimmte Dinge aus seiner Umwelt allergisch ist. Das können z. B. Blüten- oder Gräserpollen, Tierhaare oder Milben im Bett sein.

Schnupfen bei Babys

Babys sind durch Schnupfen in ihrem Gesamtbefinden oftmals stark beeinträchtigt. Besonders das Trinken kann ihnen dann große Schwierigkeiten bereiten, da sie nicht mehr durch die Nase atmen können.

Behandlung

- Wenn Sie noch stillen, hilft oft dieses Hausrezept: Träufeln Sie mehrmals täglich ein paar Tropfen Muttermilch in jedes Nasenloch.
- Schleimlösend wirken auch Kochsalz- oder Meersalz-Nasentropfen, die es in jeder Apotheke gibt. Abschwellende Nasentropfen hingegen reizen bei längerer Anwendung die Schleimhäute und sollten daher nur über einen kurzen Zeitraum hinweg, maximal für eine Woche, verwendet werden.
- Heizen Sie den Raum, in dem Ihr Baby schläft, nicht zu stark. Außerdem sollte die Luftfeuchtigkeit nicht zu niedrig sein. Hängen Sie deshalb feuchte Tücher über die Heizung oder lassen Sie einen Wasserkocher mit geöffnetem Deckel im Zimmer auskochen.
- Befreiend für kleine stark verschnupfte Nasen wirkt auch eine angeschnittene Zwiebel auf dem Kopfkissen oder neben dem Bettchen des Babys.
- Legen Sie außerdem ein paar dicke Telefonbücher unter das obere Matratzenteil im Bett des Babys. Dadurch schläft es mit leicht erhobenem Oberkörper, wodurch das Durchatmen erleichtert wird.
- Wenn trotz all diesen Maßnahmen das Baby vor lauter Schnupfen das Trinken verweigert, sollten Sie sich abschwellende Nasentropfen für Säuglinge von Ihrem Kinderarzt aufschreiben lassen, die Sie 3- bis 4-mal täglich anwenden können. Das Sekret können Sie mit einem Wattestäbchen entfernen.

Wenn Sie die Nase Ihres Babys säubern, machen Sie das am besten mit einem Wattestäbchen

Ein anderer Grund für Schnupfen, der nicht weggeht, ist eine Nebenhöhlenentzündung. Sie tritt meistens erst ab dem Schulkindalter auf und äußert sich zusätzlich durch Kopfschmerzen. Der Kinderarzt wird Ihnen bei einer eitrigen Nebenhöhlenentzündung ein Antibiotikum verschreiben. Sie können unterstützend Nasentropfen zum besseren Ablaufen des Sekrets geben. Gut schleimlösend wirken warme Kräutertees und heiße Kopfdampfbäder.

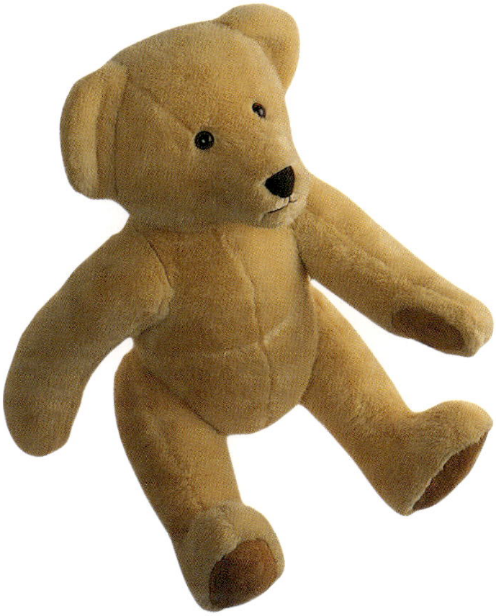

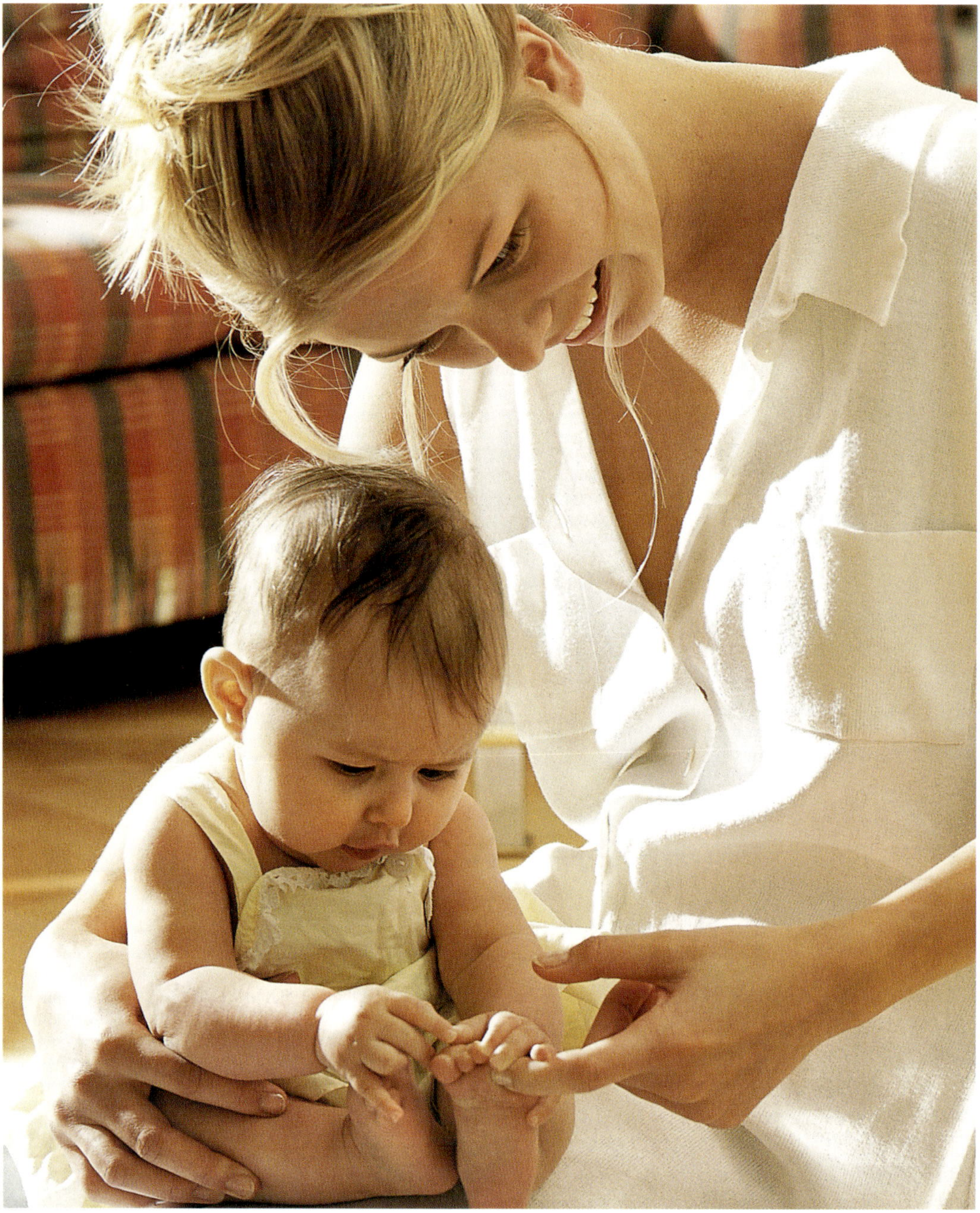

Von **Beschwerden** und **Wehwehchen**

Ist Ihr Kind krank, kann man nicht immer sofort erkennen, was die Beschwerden verursacht – und oft verschwinden die Symptome so schnell, wie sie gekommen sind. Man muss nicht immer sofort zum Kinderarzt gehen, manchmal helfen altbewährte Hausmittel oder die Beschwerden klingen von alleine ab. Doch wenn sie über einen längeren Zeitraum auftreten oder immer wieder kommen, sollten Sie unbedingt einen Arzt konsultieren und die Ursachen herausfinden.

Ob Bauchschmerzen oder Kopfweh – nicht immer verbirgt sich eine ernsthafte Erkrankung dahinter. Und auch hier können Sie sanft und natürlich helfen

Allergien

15 bis 20 Prozent aller Kinder leiden unter einer Allergie. Bei allen allergischen Erkrankungen liegt eine Überempfindlichkeitsreaktion des Körpers gegenüber bestimmten Stoffen vor, die aus der Umwelt in ihn eindringen. Das können z. B. Nahrungsmittel sein. Kuhmilch, Ei, Zitrusfrüchte oder Nüsse lösen besonders häufig Allergien aus. Die Kinder oder Säuglinge haben dann Bauchschmerzen, Durchfall, Erbrechen, nehmen schlecht zu oder reagieren manchmal auch mit einem Hautausschlag. Es kann sogar im Extremfall nach dem Verzehr des entsprechenden Nahrungsmittels zu einem Kreislaufschock kommen. Ihr Arzt wird Ihnen, wenn nötig, Notfallmedikamente verschreiben. Manchmal kann man einige Jahre später unter ärztlicher Kontrolle erneut testen, ob Ihr Kind das Nahrungsmittel wieder verträgt, was durchaus der Fall sein kann.

Nach Kenntnis eines Allergens müssen Sie unbedingt darauf achten, es zu meiden

Auslöser gibt es viele

Von den Krankenkassen werden spezielle milbenundurchlässige Bettbezüge zur Verfügung gestellt

Milben: Sehr häufig bei Kindern ist auch die Allergie gegen den Kot von Milben. Milben sind kleine Lebewesen, die sich in Betten, Vorhängen, Plüschtieren und Teppichen aufhalten. Die Kinder haben ständig Schnupfen, geschwollene Augen oder einen länger andauernden trockenen Husten. In diesem Fall sollte das Kind möglichst keinen Teppich und nur dünne Vorhänge in seinem Zimmer haben.

Pollen: Eine Allergie gegen Pflanzenpollen äußert sich durch Heuschnupfen und Augenjucken oder auch Husten oder Atemnot. Meistens treten die Symptome erst im späten Kleinkindalter auf. Versuchen Sie, wenn die entsprechenden Pollen fliegen, Ihr Kind während dieser Zeit wenig draußen spielen zu lassen. Abends sollte sich das Kind ganz (auch die Haare) abduschen, und nachts sollte das Fenster geschlossen bleiben.

Tiere: Eine Allergie gegen Tierhaare äußert sich bei Ihrem Kind durch Niesen, Augenjucken, Husten oder einen Hautausschlag. Hier sollten Sie jeglichen Kontakt mit dem Tier vermeiden.

Neurodermitis: Eine weitere allergische Erkrankung ist die Neurodermitis, bei denen es zu immer wiederkehrenden Entzündungen der Haut kommt. Wichtig ist in diesem Fall eine kontinuierliche gezielte Hautpflege nach ärztlicher Anleitung. Häufig liegen auch mehrere Allergieformen gleichzeitig vor.

Aus solch einer Allergie kann sich nach und nach eine asthmatische Erkrankung entwickeln. Dabei kommt es zu einer Entzündung und Verkrampfung der Bronchien, ausgelöst durch Allergene oder auch Infekte.

Sie müssen bei Ihrem Kind an Asthma denken, wenn es immer wieder trocken hustet, teilweise Luftnot hat oder auch wenn diese Symptome erst nach körperlicher Belastung auftreten. Gehen Sie bei einem solchen Verdacht zu Ihrem Kinderarzt.

Er wird Ihrem Kind bei Vorliegen der Erkrankung Medikamente verschreiben, die antiallergisch wirken und die Verengung in den Bronchien lösen.

Behandlung

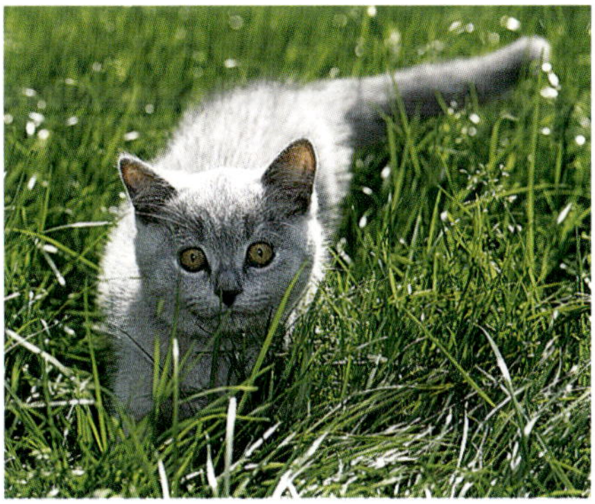

Um herauszufinden, auf was Ihr Kind allergisch ist, wird der Arzt zunächst genau erfragen, zu welchem Zeitpunkt die allergischen Symptome immer auftreten, was Ihr Kind damals gegessen hat oder ob es Kontakt zu einem Tier hatte.
Zusätzlich kann er eine Allergie oftmals durch einen Haut- oder Bluttest feststellen. Außerdem wird der Arzt Ihrem Kind antiallergische Medikamente verschreiben.
Bei einer Milben-, Pollen- oder Tierhaarallergie bringt auch in vielen Fällen eine Hyposensibilisierung eine Linderung, indem dem Körper über Tropfen oder eine Spritze regelmäßig kleine Mengen des entsprechenden Allergens zugeführt werden, so dass er sich allmählich daran gewöhnt. Dadurch kann auch teilweise der Entstehung eines Asthmas vorgebeugt werden.

Oft sind Gräser und Pollen oder die Haare von Hunden und Katzen die Auslöser für eine Allergie

Der Allergietest

Bei einem so genannten Prick-Test wird ein Tropfen eines Allergens auf die Haut aufgetragen und diese mit einer kleinen Lanzette angeritzt. Schon nach 15 bis 20 Minuten kann man an der Reaktion ablesen, wie allergisch man ist; je nachdem, wie groß die entstandene Quaddel ist. Dieser Test wird von Kindern meist erst ab einem Alter von fünf Jahren toleriert.
Eine andere Methode ist die Bestimmung von Antikörpern gegen bestimmte Allergene im Blut des Kindes. Diesen Test kann man auch bei jüngeren Kindern einsetzen. Dazu wird dem kleinen Patienten Blut entnommen und im Labor näher untersucht und getestet. Der Vorteil hier ist, dass man selbst die Reaktion nicht am eigenen Leib zu spüren bekommt.

Bauchschmerzen

Kleinere Kinder klagen sehr häufig über Bauchschmerzen, auch wenn es ihnen vielleicht eigentlich ganz woanders wehtut. Außerdem reagieren Kinder häufig auf Stress, Kummer oder eine andere Belastung mit Bauchschmerzen, ähnlich wie dies Erwachsene mit Kopfschmerzen tun. Eine sehr häufige Ursache für Bauchschmerzen bei Kindern sind sich anbahnende Magen-Darm-Infekte, bei denen dann in der Regel Durchfall und/oder Erbrechen auftauchen. Bauchschmerzen mit Brennen beim Wasserlassen weisen eher auf eine Blasenentzündung hin.
Starke Bauchschmerzen können auch durch eine Blinddarmentzündung verursacht sein. Häufig klagen die Kinder über Schmerzen im rechten Unterbauch. Die Symptome sind leider oft sehr uncharakteristisch und verschieden, so dass Sie bei stärkeren Bauchschmerzen stets einen Kinderarzt zu Rate ziehen sollten.
Behandlung

Alternativ kann man auch ein Kirschkernsäckchen erwärmen und es dem Kind auf den Bauch legen

- Bei leichteren Bauchschmerzen hilft lokale Wärme sehr gut. Sie können dem Kind eine Wärmflasche geben oder einen warmen Bauchwickel machen. Entkrampfend wirkt auch die Auflage von einem Heublumensack.
- Manche Kinder genießen es, wenn Sie ihnen den Bauch mit warmem Lavendelöl massieren.
- Altbekannt und bewährt ist auch der Kamillenblütentee bei Bauchschmerzen.

Feuchtwarmer Kamillenbauchwickel

Das brauchen Sie: 4 Teelöffel Kamillenblüten, ½ Liter kochendes Wasser, 1 Mullwindel, 1 großes Frotteetuch, 1 Leintuch
Vorgehen: Überbrühen Sie die Kamille mit dem Wasser. Lassen Sie das Ganze 10 Minuten lang ziehen. Tränken Sie die Windel oder ein dünneres Tuch mit dem abgeseihten Tee. Wringen Sie es anschließend gut aus. Legen Sie dann auf dem Bett quer ein dickes

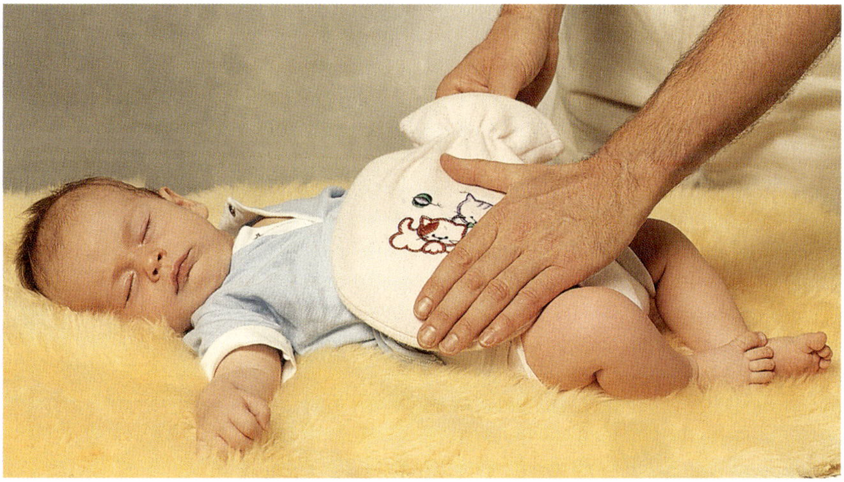

Frotteetuch aus und breiten Sie darüber noch ein Leinentuch oder ein dünneres Handtuch aus. Als Innenschicht wird das Kamillentuch aufgelegt. Ihr Kind soll sich dann mit der unteren Rückenhälfte drauflegen. Schlagen Sie dann die Tücher der Reihe nach um den Bauch des Kindes herum, so dass alles glatt und faltenfrei anliegt.
Sie können den Wickel ungefähr 15 Minuten lang am Körper belassen. Wird Ihrem Kind vorher kalt, entfernen Sie ihn schon früher. Anschließend sollte das Kind eine Weile in eine Wolldecke auf dem Sofa oder unter der Zudecke im Bett eingewickelt sein.

Überprüfen Sie vor dem Auflegen des Wickels die Temperatur! Sonst können Sie Ihr Kind damit versehentlich verbrühen

Wenn die Bauchschmerzen länger andauern

Wenn Ihr Kind immer wieder über Bauchweh klagt, sind häufige Verstopfung oder auch Wurmerkrankungen die Ursache. Aber auch seelische Probleme können Kindern diese immer wiederkehrenden Schmerzen bereiten.
In seltenen Fällen liegen ernstere chronische Darmerkrankungen vor. Gehen Sie bei immer wiederkehrenden Bauchschmerzen zu Ihrem Arzt, um eine organische Ursache auszuschließen.

Bauchschmerzen beim Baby

Gerade in den ersten Lebensmonaten sind Babys sehr häufig mit Bauchschmerzen geplagt. Meistens handelt es sich um harmlose Gründe wie Blähungen, Verstopfung oder Magen-Darm-Infektionen in Verbindung mit Erbrechen und Durchfall (siehe auch Kapitel *Wenn Ihr Baby einmal krank ist*, Seite 83 ff.). Wenn Ihr Baby Bauchschmerzen hat, sollten Sie es zur Sicherheit einem Kinderarzt vorstellen, um ausschließen zu lassen, dass es sich z. B. bei immer wiederkehrenden Bauchschmerzen um eine Nahrungsmittelunverträglichkeit bzw. -allergie (siehe Seite 88) handelt.
Bei akut auftretenden Schmerzen wird der Arzt auch überprüfen, ob Ihr Kind nicht einen Leistenbruch hat, bei dem Teile der Bauchhöhle, wie z. B. Darmschlingen, durch entstandene Lücken in der Bauchdecke treten und teilweise einklemmen, was zu Schmerzen führt.

Beinschmerzen

Auch Wachstumsphasen können ein Ziehen in den Beinen oder Armen verursachen

Kleinere Kinder klagen sehr häufig über Beinschmerzen. Oftmals können sie schlecht lokalisieren, wo am Bein die Schmerzen genau sitzen. In den meisten Fällen handelt es sich um eine allgemeine Überbelastung, wenn das Kind z. B. am Vortag zu viel Fußball gespielt hat. Kinder können auch Muskelkater noch nicht von anderen Schmerzen unterscheiden.

Behandlung

- Wenn Ihr Kind jedoch hinkt oder gar nicht mehr auftreten mag, können andere Ursachen vorliegen. Untersuchen Sie das Bein Ihres Kindes genau, ob die Fuß- oder Kniegelenke geschwollen oder gerötet sind. Manchmal liegt eine Entzündung darin vor. In selteneren Fällen kann dies auch ein Hinweis auf kindliches Rheuma sein.

- Die Beinschmerzen können auch von einer Gelenkentzündung im Hüftgelenk herkommen. Insbesondere nach Virusinfekten kommt es häufig nach einigen Wochen zu so einer Gelenkreizung, dem so genannten Hüftschnupfen, bei dem die Kinder über Schmerzen im betroffenen Bein klagen. Nach kurzer Zeit verschwinden diese Symptome von alleine wieder.
- Allerdings können, insbesondere bei hinkenden Kindern, auch ernstere Erkrankungen des Hüftkopfes vorliegen. Gehen Sie deshalb zur weiteren Abklärung mit starken oder länger andauernden Beinschmerzen zu Ihrem Kinderarzt.

Blasenentzündung

Bei einer Blasenentzündung klagen Kinder über Bauchschmerzen, Brennen beim Wasserlassen und ständigen Harndrang. Kinder, die schon trocken waren, beginnen manchmal wieder einzunässen.

Je kleiner die Kinder sind, desto uncharakteristischer sind die Symptome. Säuglinge haben häufig nur Fieber.

In der Regel steigen Krankheitserreger (Viren und Bakterien) von außen durch die Harnröhre in die Blase auf und verursachen dort eine Entzündung. Da die Harnröhre bei kleinen Mädchen sehr kurz ist, sind sie im Vergleich zu Buben häufiger davon betroffen. Wenn die Entzündung weiter über die Harnleiter nach oben steigt, können auch die Nieren mit befallen werden. Die Kinder haben dann häufig sehr hohes Fieber.

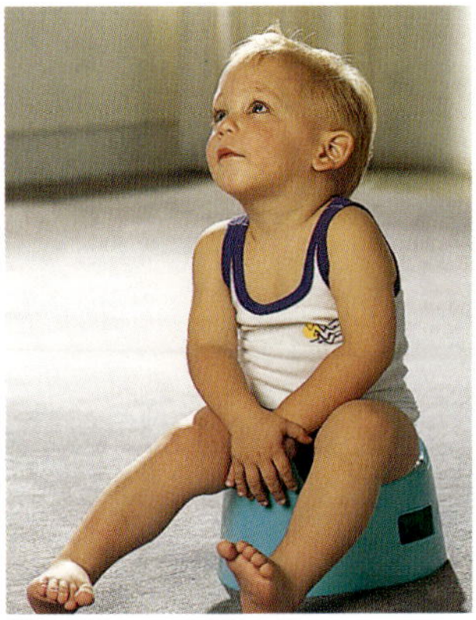

Behandlung

- Wenn Ihr Kind Symptome hat, die auf eine Blasenentzündung hindeuten, kann der Arzt überprüfen, ob sich Bakterien im Urin Ihres Kindes befinden. Falls eine Blasen- oder Nierenentzündung vorliegt, wird er ein Antibiotikum verschreiben.

- Wenn Kinder häufiger an Blasenentzündungen leiden, können Fehlbildungen der Harnwege vorliegen. Mit einer Ultraschalluntersuchung kann der Arzt einen Großteil solcher Anomalien ausschließen.
- Ihr Kind sollte möglichst viel trinken, damit die Blase und die Harnwege gut durchgespült werden und die Bakterien so herausgeschwemmt werden. Achten Sie darauf, dass Ihr Kind stets warme Füße und einen warmen Unterleib hat.

Warme Bauchsäckchen

Das brauchen Sie: 1 Handtuch, Heublumen oder Zwiebelscheiben, 1 Mullwindel, 1 gefüllte Wärmflasche

Vorgehen: Breiten Sie das Handtuch aus. Legen Sie die Heublumen oder Zwiebelscheiben in die Mullwindel und erhitzen Sie das Ganze über Wasserdampf. Wickeln Sie das Päckchen in das Handtuch und wickeln sie es ein. Das Paket wird mit der Wärmflasche zusammen auf den Bauch gelegt.

Bei einer akuten Blasenentzündung wirken warme Bauchsäckchen mit Heublumen oder frisch geschnittenen Zwiebeln entkrampfend und schmerzlösend.

Brennnesseltee

Brennnesseltee unterstützt die Nieren und die Blase. Auch ist er bestens geeignet, um Gifte aus dem Körper zu schwemmen

Das brauchen Sie: 2 Teelöffel Brennnesselkraut, 1/4 Liter heißes Wasser

Vorgehen: Geben Sie das Brennnesselkraut in einen Kochtopf, gießen Sie das Wasser darüber und lassen das Ganze kurz aufkochen. Wenn der Tee 5 Minuten lang gezogen hat, seihen Sie ab und geben Ihrem Kind davon mehrmals täglich 1 Tasse zu den Mahlzeiten zu trinken.

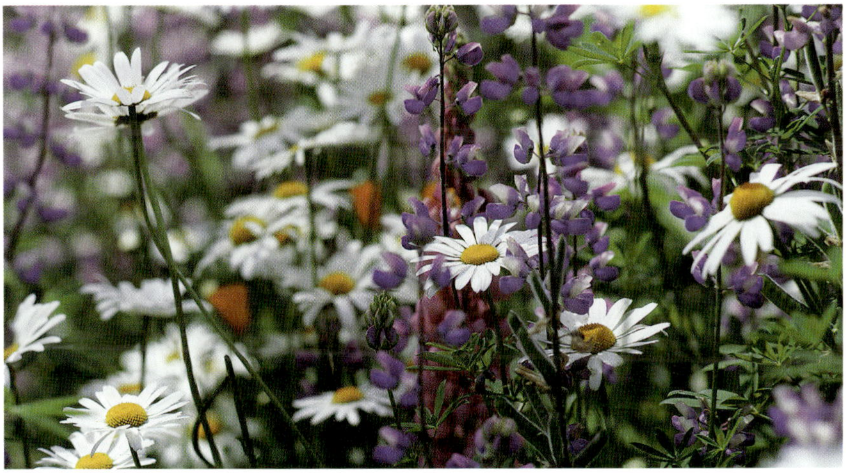

Heublumen können Sie in der Apotheke bekommen

Preiselbeeren

Wenn Kinder immer wieder Blasenentzündungen bekommen, helfen unterstützend zur antibiotischen Therapie Preiselbeeren.
Was Sie brauchen: Frischen Preiselbeersaft (aus Apotheke oder Reformhaus)
Vorgehen: Alle 3 Stunden 1 Esslöffel Saft verabreichen.

Durchfall und Erbrechen

Durchfall und Erbrechen treten bei Kindern hauptsächlich im Rahmen einer Magen-Darm-Infektion auf, die durch Viren oder Bakterien verursacht wird. Anstecken können sich Kinder dadurch, dass sie Gegenstände, wie z. B. Toilettenbrillen anfassen, an denen Krankheitserreger haften. Wenn sie anschließend die Finger wieder in den Mund stecken, gelangen die Keime in den Körper.
In den meisten Fällen verläuft eine Magen-Darm-Infektion bei Kindern harmlos. Die Kinder haben breiige bis wässrige Durchfälle und manchmal auch Fieber. Zu Beginn der Infektion kommt es auch häufig zu Erbrechen. Nach einigen Tagen bis einer Woche

Erste Anzeichen für einen Flüssigkeits- oder Mineralienverlust sind eine auffällige Müdigkeit und apathisches Verhalten

verschwinden die Symptome allmählich wieder. Vorsicht ist jedoch bei kleineren Kindern oder Säuglingen geboten, da sie durch den entstehenden Flüssigkeits- und Mineralienverlust stärker gefährdet sein können.
Oftmals vertragen die Kinder noch längere Zeit nach der eigentlichen Erkrankung bestimmte Nahrungsmittel wie Milch und Zucker schlechter, weil die zu ihrem Abbau notwendigen Enzyme noch teilweise fehlen und erst allmählich mit langsamem Wiederaufbau der Darmschleimhaut in ausreichendem Maße gebildet werden.

Vorsicht

Wenn Ihr Kind grundlos manchmal nüchtern erbricht oder zusätzlich Durchfall hat, sollten Sie unbedingt zum Kinderarzt gehen, da in seltenen Fällen ein Gehirntumor die Ursache sein kann.
Wenn Ihr Kind heftig fiebert, starke Kopfschmerzen hat und erbricht, muss unbedingt eine Gehirnhautentzündung ausgeschlossen werden.

Behandlung

- Der Kinderarzt kann Elektrolytlösungen zum Trinken verschreiben, wodurch der Mineralien- und Salzmangel wieder ausgeglichen wird. Er kann auch Zäpfchen verordnen, die den Brechreiz etwas hemmen.
  Wenn der Flüssigkeitsverlust zu groß ist, muss Ihr Kind – notfalls in der Klinik – über die Vene diese Flüssigkeit wieder ersetzt bekommen.
- Durch eine Stuhluntersuchung kann der Kinderarzt feststellen, ob vielleicht Bakterien wie z. B. Salmonellen den Durchfall verursachen. Nur wenn das Kind sehr schwer krank ist, wird der Arzt ein Antibiotikum verordnen.

- Sorgen Sie dafür, dass Ihr Kind so viel wie möglich trinkt. Stilles Mineralwasser oder ungesüßte Tees mit den Elektrolytlösungen vom Arzt gemischt, sind am besten geeignet. Fruchtsäfte und stark zuckerhaltige Getränke verstärken eher noch den Durchfall. Bei Erbrechen hat sich bewährt, die Getränke teelöffelweise eisgekühlt zu geben.
- Wenn bei Ihrem Kind allmählich das Erbrechen nachlässt und es Hunger hat, können Sie eine leichte Gemüsebrühe mit etwas Zwieback oder eine Reisschleimsuppe mit einer älteren Laugenbrezel anbieten. Zusätzlich stuhlfestigend wirken auch getrocknete Blaubeeren.
  Wenn Ihr Kind diese leichte Kost gut verträgt, können Sie als Nächstes beispielsweise einen Kartoffelbrei mit gedünsteten Karotten zubereiten. Geben Sie zum Nachtisch oder bei kleinem Hunger einen geriebenen Apfel mit Salzstangen.

Führen Sie dann nach und nach wieder Fleisch und andere Nahrungsmittel zu. Vermeiden Sie noch einige Zeit Milchprodukte sowie Süßes und Fettes

Pfefferminz-Kamillen-Tee

Das brauchen Sie: Getrocknete Pfefferminzblätter und Kamillenblüten; ¼ Liter kochendes Wasser
Vorgehen: Mischen Sie Pfefferminz und Kamille zu gleichen Teilen. Überbrühen Sie 1 Teelöffel der Kräutermischung mit dem Wasser, anschließend den Tee nach 5 Minuten abseihen. Bei Bedarf mit etwas Honig süßen. Geben Sie Ihrem Kind davon mehrmals täglich schluckweise zu trinken.

Blaubeeren

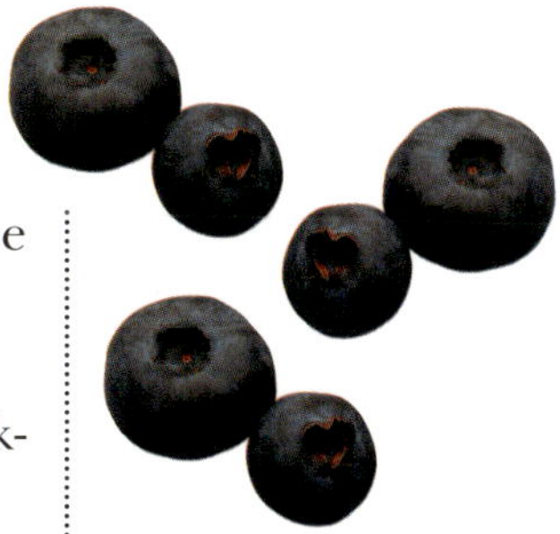

Sie helfen bei anhaltendem Durchfall und festigen auf natürliche Weise den Stuhl.
Das brauchen Sie: Getrocknete Blaubeeren
Vorgehen: Lassen Sie Ihr Kind mehrmals täglich 3 bis 5 getrocknete Blaubeeren kauen.

Bakterien im Stuhl

Wenn die Durchfälle Ihres Kindes sehr stark sind, Blut enthalten oder länger andauern, können Bakterien wie Salmonellen oder Escherichia coli (EHEC) die Ursache sein. Wenn im Stuhl Ihres Kindes solche Keime festgestellt werden, müssen strenge Hygienemaßnahmen eingehalten werden, damit es nicht zu einer weiteren Ausbreitung der Erkrankung kommt.
Übertragen werden Salmonellen häufig durch verdorbenes Milchspeiseeis oder Mayonnaise. EHEC-Bakterien findet man in Rohmilch. Geben Sie Ihrem Kind deshalb nur Lebensmittel aus pasteurisierter Milch.

Reisschleim

Reis festigt den Stuhl und stärkt die Darmflora. Allerdings darf man ihn nicht zu stark würzen, damit er gegen Durchfall hilft

Das brauchen Sie: 1 Tasse geschälten Reis, ½ Liter Wasser; etwas Salz
Vorgehen: Bringen Sie das Wasser zum Kochen und geben Sie den Reis zu. Lassen Sie das Ganze bei geringer Hitze dann ca. 1 Stunde lang auf kleiner Flamme kochen. Passieren Sie danach den entstandenen Reisbrei durch ein Sieb und verdünnen Sie ihn noch mit etwas gekochtem Wasser. Zum Schluss leicht salzen.

Wenn der Durchfall nicht weggeht

Wenn Ihr Kind mehr als eine Woche unter Durchfall leidet oder immer wieder Durchfall bekommt, kann auch eine Allergie auf ein bestimmtes Nahrungsmittel vorliegen. In seltenen Fällen handelt es sich auch um ernstere chronische Magen-Darm-Erkrankungen. Lassen Sie das von Ihrem Kinderarzt abklären. Meist sind aber psychische Ursachen wie Probleme in der Schule oder mit Freunden die Auslöser von nervösem Durchfall.

Hautausschläge

Es ist oft nicht leicht zu beurteilen, ob der rote Punkt auf der Haut des Kindes nur ein kleiner Pickel ist oder ob es sich um eine beginnende Infektionskrankheit handelt. Dennoch gibt es einige Merkmale, die dabei helfen zu unterscheiden, ob es sich eher um etwas Harmloses oder um eine ansteckende Kinderkrankheit handelt. Um sichergehen zu wollen, müssen Sie mit Ihrem Kind zum Kinderarzt gehen.

Manchmal reagieren Kinder mit kleinen Pickelchen oder roten Punkten auf stressige Situationen, falsche Ernährung oder auch auf ein aggressives Waschmittel

Behandlung

- Hat Ihr Kind eher einige wenige erhabene dickere rote Punkte, die jucken, handelt es sich meist um Insektenstiche (siehe Seite 66f.). Wenn die Punkte ein eitriges Zentrum haben, kann es sich um eine bakterielle Infektion der Haut handeln, die sich häufig sehr schnell weiter auf dem Körper ausbreitet. Ihr Arzt wird Ihrem Kind eine antibiotische Salbe und bei stärkerem Befall ein einzunehmendes Antibiotikum verschreiben.
- Wenn die roten Punkte sich innerhalb von wenigen Stunden vermehren und in Bläschen und dann weiter in Krusten verwandeln, ist eine Erkrankung an Windpocken wahrscheinlich. Charakteristisch dafür ist auch, dass die Hauterscheinungen auch auf den Schleimhäuten (z. B. im Mund) und auf dem behaarten Kopf auftauchen.
- Klagt das Kind zunächst über starke Halsschmerzen, hat vielleicht Fieber und ist einige Tage später zuerst in der Leiste ein feinfleckiger roter Ausschlag zu erkennen, spricht das für Scharlach (Seite 30f.). Wenn rote Punkte als Erstes hinter den Ohren auftreten, ist das Kind am ehesten an Röteln (Seite 28ff.) oder Masern (Seite 20ff.) erkrankt. Bei beiden Erkrankungen dehnt sich der Ausschlag allmählich auf den gesamten Körper aus. Bei Röteln haben Kinder oft nur leichtes Fieber und die Lymphknoten im Nacken schwellen stark an. Bei Masern sind die Kin-

der schwer krank mit hohem Fieber, Husten und einer Bindehautentzündung.

- Wenn Ihr Kind zunächst stark gerötete Wangen hat und in den folgenden Tagen an den Armen und Beinen girlandenförmige Rötungen auftreten, ist die Diagnose Ringelröteln (siehe Seite 27f.) wahrscheinlich. Bei einem Säugling oder Kleinkind, der/das drei Tage hohes Fieber hatte und anschließend einen Ausschlag am ganzen Körper entwickelt und plötzlich fieberfrei ist, muss man an das Dreitagefieber (Seite 17) denken.
- Treten rundliche Rötungen mit einem schuppigen Rand auf der Haut auf, kann es sich um eine Pilzinfektion handeln. Ihr Kinderarzt kann Ihnen dagegen eine Salbe verschreiben.
- Hat Ihr Kind immer wieder entzündete gerötete, teilweise nässende oder verkrustete Hautstellen, muss man an die chronische Hauterkrankung Neurodermitis denken. Am häufigsten sind die Armbeugen und Kniekehlen sowie die Haut hinter den Ohren betroffen. Ihr Kinderarzt wird Ihnen eine speziell auf Ihr Kind abgestimmte Therapie mit hautpflegenden und antientzündlichen Mitteln verordnen, die je nach Hautbefund immer wieder angepasst werden muss.
- Finden Sie auf der Haut Ihres Kindes zahlreiche hautfarbene Pickelchen mit einer Eindellung in der Mitte, handelt es sich häufig um Dellwarzen, eine besondere Warzenart. Gehen Sie damit zum Kinderarzt, da sie sich ohne Behandlung durch Kratzen sehr schnell auf dem ganzen Körper ausbreiten können. Der Arzt wird den Inhalt der Warzen mit einer Pinzette ausdrücken.

Insektenstiche

Insektenstiche sind in der Regel harmlos. Die Haut an der Stichstelle wird rot und schwillt mehr oder weniger stark an. Eventuell stecken gebliebene Stachel sollten Sie vorsichtig mit einer Pinzette entfernen. Wichtig ist dann, die Haut mit Wasser oder einem Eisbeutel zu kühlen, um ein weiteres Anschwellen zu vermeiden.

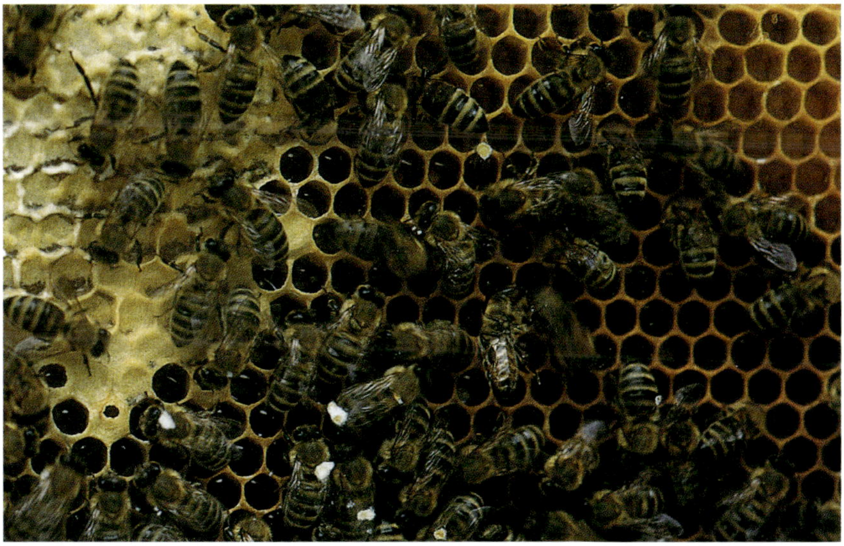

Behandlung

- Sie können in kaltem Wasser getränkte Tücher verwenden, um die Stichstelle zu kühlen. Optimal sind Eisstückchen, die Sie in ein Tuch wickeln und auf den Stich legen.
- Versuchen Sie Ihr Kind davon abzuhalten, sich zu kratzen; dadurch wird das Gift weiter in den Blutgefäßen verteilt.
- Zwiebel- oder Apfelscheiben helfen, das Gift aus der Wunde zu ziehen und die Schwellung zu verringern, wenn man sie auf die Stichstelle auflegt.
- Als homöopathisches Mittel hilft Apis D6, 3-mal täglich 5 Globuli, bis die Schwellung zurückgeht.

Zwiebelscheiben z. B. helfen gegen die Schwellung und kühlen angenehm. Aber auch Kartoffelscheiben haben einen ähnlichen Effekt

Schutz vor Insekten

Wenn Sie Ihr Kind vor Insekten schützen wollen, ist zum Schlafen ein Moskitonetz empfehlenswert. Auch Fliegengitter vor dem Fenster helfen, die unangenehmen Mücken zu vertreiben.

Reiben Sie die ungeschützten Hautstellen wie Hände oder Füße zusätzlich mit etwas verdünntem Lavendelöl ein. Achten Sie beim Kauf eines besonderen Insektenschutzmittels unbedingt darauf, dass es möglichst nur natürliche Inhaltsstoffe enthält. Die meisten auf dem Markt erhältlichen Präparate sind insbesondere für Kleinkinder zu giftig!

Wer auf Insektenstiche allergisch reagiert, sollte immer ein Antihistaminikum bei sich tragen, sonst kann es zu einem so genannten anaphylaktischen Schock kommen

Insektenstich als Notfall

Wenn ein Kind eine Allergie auf Bienen oder Wespen hat, kann der Stich zu starken allergischen Reaktionen führen, bei denen es zu einem Schock (siehe Seite 108f.) mit Bewusstseinsverlust (siehe Seite 102f.) und Atemstillstand (siehe Seite 101f.) kommen kann. Führen Sie dann die folgenden Erste-Hilfe-Maßnahmen durch, nachdem Sie den Notarzt verständigt haben.

- Wenn Ihr Kind von einem Insekt im Mund- oder Halsraum gestochen wurde, lassen Sie es ständig Eisstücke lutschen. Sie können auch kalte Umschläge um den Hals machen.
- Rufen Sie auf jeden Fall den Notruf, da Erstickungsgefahr besteht.
- Lassen Sie sich von Ihrem Arzt ein Präparat verschreiben, damit Sie beim nächsten Mal sofort ein Gegengift zur Hand haben. Dieses sollten Sie oder Ihr Kind immer bei sich tragen.

Kopfschmerzen

Auch Kinder leiden oftmals schon unter Kopfschmerzen. Zunächst sollte man abklären lassen, ob nicht eine Sehschwäche zugrunde liegt. Durch die ständig erhöhte Anspannung der Augen kann es zu Kopfschmerzen kommen, z. B. wenn sich das Kind ein Buch anschaut oder in der Schule von der Tafel abschreibt. Ebenso können Zahn- oder Nebenhöhlenentzündungen bei etwas älteren Kindern die Ursache für Kopfschmerzen sein. Wenn die Kinder zusätzlich über Übelkeit klagen oder sogar Sehstörungen oder Lähmungen auftreten, kann es sich um eine kindliche Migräne handeln. Häufig spielt bei dieser Erkrankung auch die Vererbung eine Rolle. In vielen Fällen findet man deshalb Familienmitglieder, die ebenfalls an Migräne leiden.

Behandlung

- Bei Verdacht auf Migräne führen Sie mit Ihrem Kind gemeinsam ein genaues Kopfwehprotokoll, in dem notiert wird, wann und wie oft die Kopfschmerzen auftreten. Außerdem ist wichtig aufzuschreiben, was es gegessen hat, da bei manchen Menschen bestimmte Nahrungsmittel wie beispielsweise Nüsse oder Käse Kopfschmerzen auslösen. Gehen Sie mit dem Protokoll zu Ihrem Kinderarzt. In schwerwiegenden Fällen ist auch bei Kindern eine medikamentöse Behandlung der Migräne notwendig.
- Hilfreich bei Kopfschmerzen ist auch Pfefferminztee. Überbrühen Sie dazu 1 Teelöffel Pfefferminzblätter mit 1/4 Liter kochendem Wasser. Nach 5 bis 10 Minuten abseihen und schluckweise trinken. Mit den abgekühlten Blättern kann man außerdem die Stirn abtupfen.
- Sie selbst können mit Ihrem Kind eine Entspannungstechnik einüben, wie z. B. autogenes Training oder Yoga, wodurch es lernt, zur Ruhe zu kommen und seinen Körper maximal entspannen zu können. Ein Großteil der Kopfschmerzen kann dadurch zumindest gemildert werden. Dazu gibt es auch von ausgebildeten Fachkräften angebotene Kurse für Kinder.

Manchmal hilft auch ein Colagetränk, um aufkeimenden Kopfschmerzen entgegenzuwirken. Durch das Koffein werden die Gefäße erweitert und die Durchblutung auch im Kopfbereich wird gefördert

Verstopfung

Kinder haben heutzutage zunehmend falsche Ernährungsgewohnheiten. Sie essen viel Zucker, viel Eiweiß, nehmen dafür aber viel zu wenig Ballaststoffe und Flüssigkeit zu sich. Dadurch wird der

Stuhlgang immer härter, und es kommt zu Bauchschmerzen und seltenen schmerzhaften Stuhlentleerungen. Generell sollten Sie die Ernährung Ihres Kindes umstellen und Vollkornprodukte, viel Obst und Gemüse sowie reichlich Wasser oder Kräutertees auf den Tisch bringen. Achten Sie auch darauf, dass Ihr Kind sich in der Schulpause keine Limonaden- oder Colagetränke, Fast Food oder Schokoladenriegel kauft. Geben Sie ihm andere peppige Pausensnacks mit, wie z. B. ein Vollkornmüsli mit Joghurt und frischem Obst der Saison (sehr gut geeignet sind frische Pflaumen).

Behandlung

Ballaststoffe sowie viel frisches Obst und Gemüse bilden die Basis für eine funktionierende Verdauung

- Geben Sie Ihrem Kind vor dem Frühstück 1 Glas Sauerkrautsaft zum Trinken. Das regt die Verdauung an und sorgt für eine gute Darmflora.
- 1 Apfel und 1 Glas Kefir täglich helfen, um Verstopfungen vorzubeugen.
- Falls die Umstellung der Ernährung allein nicht ausreicht, hilft die Gabe von 2 Teelöffeln Leinsamen, die Sie am Abend vorher in Wasser einlegen müssen, damit sie aufquellen.
- ½ Teelöffel Weizenkleie, am Morgen ins Müsli gemischt, wirkt ebenfalls abführend.
- Bewährt haben sich auch einige Backpflaumen oder getrocknete Aprikosen am Tag, die über Nacht in Wasser eingelegt waren.
- Wenn ein Kind schon sehr lange Verstopfung hatte, ist es manchmal besser, wenn zunächst einmal vom Arzt ein Einlauf gemacht wird, der die inzwischen hart gewordenen Stuhlmassen aus dem Darm entfernt. Anschließend bringen dann oben genannte Hausmittel oder zusätzlich vom Arzt verschriebene sanfte Abführmittel die Verdauung meistens schnell wieder in Gang. Abführmittel sollten allerdings immer nur für eine kurze Zeit angewendet werden, da sonst eine Abhängigkeit entstehen kann.

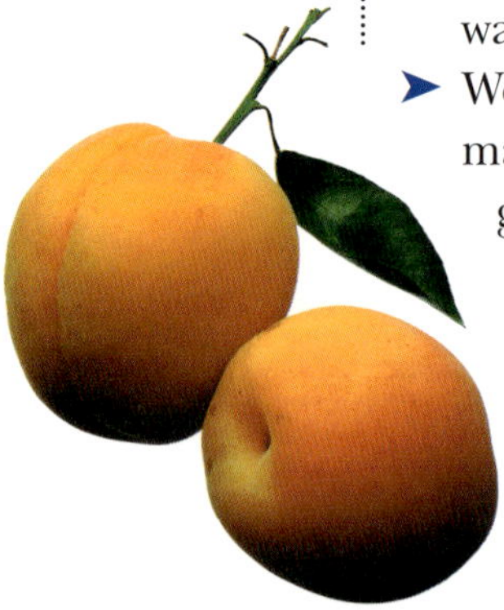

Warzen

Kinder haben häufiger Warzen als Erwachsene, weil ihr Immunsystem zeitweise nicht in der Lage ist, die Viren erfolgreich zu bekämpfen, welche die Warzen verursachen. Das ist häufig der Fall, wenn der Körper der Kinder gerade mit etwas anderem beschäftigt ist, wie z. B. Wachsen oder wenn sie gerade eine heftige Infektion durchgemacht haben.

Warzen treten bevorzugt an den Fingern auf und sehen aus wie kleine derbe Hautknötchen, oftmals mit einer dunklen Oberfläche. Es gibt sie aber auch an der Fußsohle, wo dann häufig nur ein kleiner schwarzer Punkt zu sehen ist, da diese Warzen nach innen wachsen. Sie verursachen häufig so starke Schmerzen, dass die Kinder nicht mehr auftreten wollen.

Warzen verschwinden in der Regel nach einiger Zeit von selbst wieder, allerdings sollte man auf gute Hygiene achten, da das Kind sich sonst selbst immer wieder mit neuen Warzen anstecken kann.

Warzen können leicht ansteckend sein. Daher muss man aufpassen, dass man sich nicht selbst immer wieder damit infiziert

Behandlung

- Bestreichen Sie die Warze mehrmals täglich mit einer frisch aufgeschnittenen Knoblauchzehe oder träufeln Sie frisch gepressten Zitronensaft darüber.
- Als homöopathisches Mittel eignet sich Thuja D6 (3-mal täglich 5 Globuli).
- Der Arzt kann Ihnen für Ihr Kind auch ein hornhautaufweichendes Pflaster und eine spezielle Säure gegen die Warzen verschreiben.

Tipp Nach einem Schwimmbadbesuch sollten Sie unbedingt die Füße desinfizieren. Hier werden schnell die Erreger übertragen. Auch empfiehlt es sich, Ihrem Kind Badeschuhe anzuziehen.

Zeckenbisse

Zecken beißen sich in der Haut von Menschen, aber auch Tieren fest und können durch das anschließende Blutsaugen Krankheiten übertragen. Bei der durch Bakterien verursachten Borreliose kommt es ein bis drei Wochen nach dem Zeckenbiss zu einer Rötung rund um den Zeckenbiss, die allmählich in der Mitte abblasst. Auch an anderen Stellen des Körpers können solche Rötungen auftreten. Gelegentlich treten auch Symptome einer Hirnhautentzündung mit Fieber und Nackensteifigkeit auf. Außerdem kön-

Wer viel in Wäldern und der freien Natur unterwegs ist, tut gut daran, sich regelmäßig auf Zecken zu untersuchen

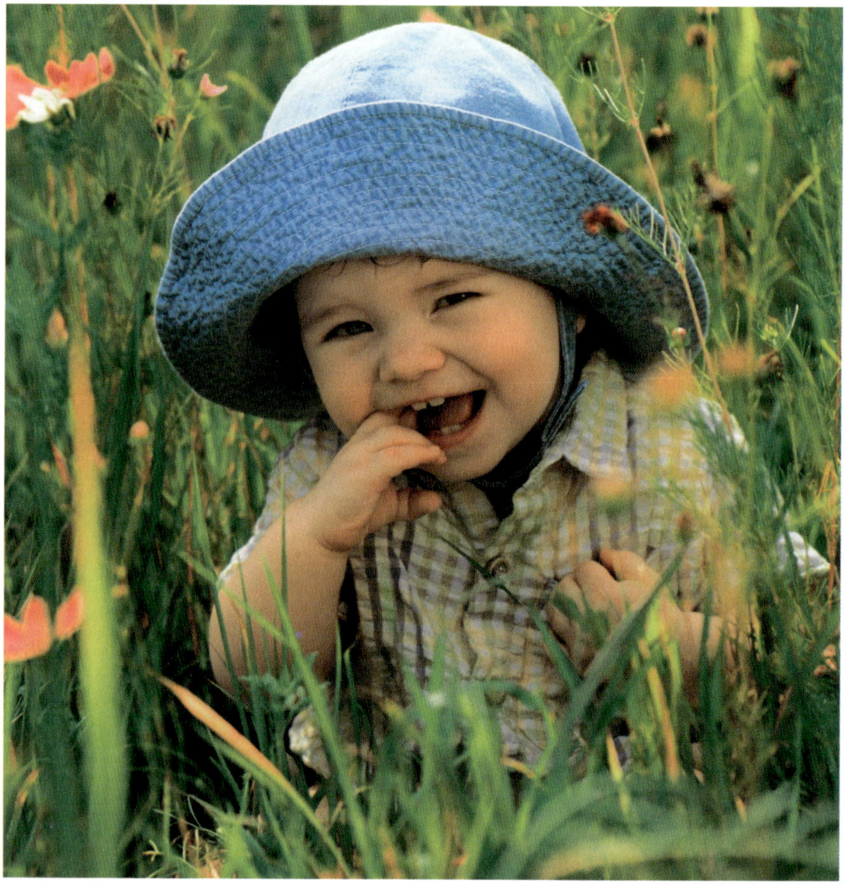

nen auch noch lange Zeit nach dem Zeckenbiss Gelenkschmerzen auftreten. Die Erkrankung kann mit einem Antibiotikum behandelt werden.

Eine andere Erkrankung, die durch Zecken übertragen wird, heißt Frühsommer-Meningoenzephalitis (FSME). Sie wird durch Viren verursacht, die nur regional in bestimmten Zecken auftreten (in Osteuropa, östliches Mitteleuropa, Österreich sowie Teile Süddeutschlands, und der Schweiz). Nach ein bis zwei Wochen tritt Fieber für einige Tage auf, anschließend folgt ein symptomfreies Intervall. Dann tritt erneut hohes Fieber mit Nackensteifigkeit (Gehirnhautentzündung), Bewusstseinsstörungen und Lähmungen auf.

Gegen diese Erkrankung gibt es derzeitig keine wirksame Therapie. Es gibt jedoch die Möglichkeit, die Kinder dagegen impfen zu lassen.

Vorbeugung gegen eine Erkrankung durch Zeckenbisse

- Ziehen Sie Ihrem Kind langärmelige T-Shirts und lange Hosen an, wenn es im Unterholz oder in Büschen spielt. Ein guter Trick ist auch, die Socken über die Hosen zu ziehen, damit keine Zecken von unten hineinkriechen können. Wichtig ist auch eine Kopfbedeckung wie eine Kappe oder ein Hut. Suchen Sie Ihr Kind abends ganz genau nach Zecken ab.
- Entfernen Sie jede Zecke mit einer Zeckenzange oder gehen Sie, wenn Sie unsicher sind, zu Ihrem Kinderarzt. Beobachten Sie nach einem Zeckenbiss, ob eine Rötung entsteht. Gehen Sie dann in jedem Fall zum Arzt.
- Schützen Sie auch Ihre Katze oder Ihren Hund durch ein Zeckenhalsband, damit es keine Zecken auf Ihr Kind überträgt.

Nicht jeder Zeckenbiss überträgt gleich die gefürchteten Krankheiten. Dennoch sollte man generell vorsichtig sein und lieber einen Arzt aufsuchen, wenn sich das Kind nach einem Biss merkwürdig verhält

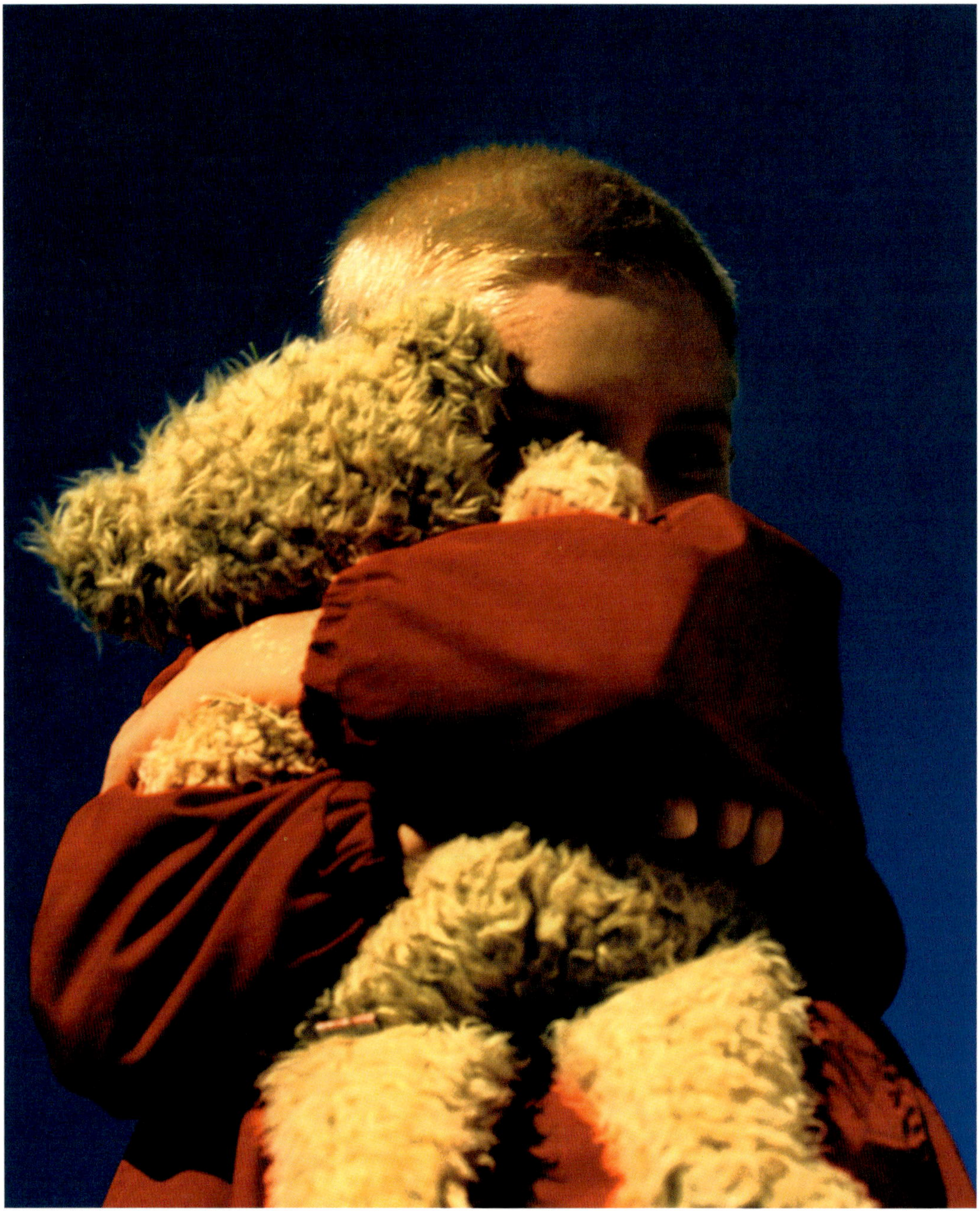

Wenn die **Seele** **Hilfe** braucht

Nicht immer leidet ein Kind unter akuten Schmerzen oder typischen Erkrankungen. Immer öfter zeigen sich in der Praxis andere Symptome, die auf Stress oder Ängste zurückzuführen sind. Die Kinder haben Beschwerden, doch um den Symptomen dauerhaft zu Leibe zu rücken, muss man die tiefer liegenden Gründe erkennen und behandeln.

Einnässen

Normalerweise beginnen Kinder mit drei bis vier Jahren allmählich sauber zu werden. Es gibt aber auch Kinder, die erst mit fünf Jahren endgültig keine Windel mehr tragen. Auch das ist noch völlig normal und hat mit einer allmählichen Hirnreifung und Veranlagung zu tun. Falscher Ehrgeiz an diesem Punkt bewirkt lediglich, dass Kinder eine Abneigung gegen das Töpfchen entwickeln und dementsprechend länger an ihren Windeln »hängen«.

Kinderseelen brauchen Liebe, Verständnis und Aufmerksamkeit. Wenn ihnen das fehlt, reagieren sie zum Teil auch mit Krankheiten

Diagnose und Behandlung

➤ Wenn Ihr Kind nach dem fünften Lebensjahr immer noch keinerlei Anstalten macht, seine Blasenfunktion willentlich kontrollieren zu können, gehen Sie bitte mit ihm zum Kinderarzt, damit er abklären kann, ob eventuell eine organische Störung vorliegt. Manchmal befinden sich in der Harnröhre Klappen, oder Urin läuft ständig rückwärts über die Harnleiter in die Nieren aufwärts. Solche Dinge können Ursache für Einnässen sein und müssen unbedingt zunächst ausgeschlossen werden.

- Wenn ein Kind bereits trocken war und plötzlich wieder einnässt, kann eine Blasenentzündung der Grund sein.
- Ein neugeborenes Baby in der Familie löst oft beim etwas älteren Geschwisterkind Eifersuchtsgefühle aus, so dass es auch wieder eine Windel möchte, um dadurch Zuneigung und Aufmerksamkeit der Eltern zu gewinnen.
- Auch Streit zwischen den Eltern, Probleme mit Gleichaltrigen im Kindergarten oder in der Schule können Ursache für Einnässen sein. Manchmal hilft bereits ein einfühlsames Gespräch mit Ihrem Kind, indem es sich seine Ängste oder Probleme »von der Seele reden« kann.
- Wenn sich die Symptome nicht bessern und Sie alleine nicht weiterkommen, kann Ihnen Ihr Kinderarzt kompetente psychologische Hilfe vermitteln. Manchmal sind auch Entspannungstechniken wie autogenes Training oder Yoga hilfreich. Auch das sollte unter Anleitung von geschultem Personal erfolgen.

Meist liegen psychische Ursachen vor: Stress, Ängste oder auch Unsicherheit sind die häufigsten Auslöser

Hyperaktivität

Viele Eltern mit lebhaften unkonzentrierten Kindern befürchten, dass ihr Kind unter dem so genannten Hyperaktivitätssyndrom, auch Aufmerksamkeitsdefizit-Syndrom (ADS) genannt, leidet.

Alarmzeichen

Diese Kinder zeigen oft schon im Mutterleib eine motorische Unruhe. Auch später ist es ihnen unmöglich, stillzusitzen. Sie sind sehr impulsiv und extrem reaktionsschnell. Durch die schnellen unkontrollierten Bewegungen passieren jedoch oftmals Missgeschicke. Häufig zeigen die Kinder Probleme in der Feinmotorik: Sie stoßen überall an, zerstören Spielzeug und fallen durch allge-

meine Ungeschicklichkeit auf. Ihre Gedächtnisleistung ist oftmals erstaunlich gut, während bei ihnen sonst eher Lern- und Wahrnehmungsschwierigkeiten typisch sind. Im Verhalten ecken die Kinder oft durch Aggressivität und schlechte Eingliederungsfähigkeit in der Gruppe an.
Als Ursache für diese Verhaltensauffälligkeiten vermutet man eine minimale Hirnfunktionsstörung. Manchmal spielen auch Nahrungsmittelallergien oder ständige Reizüberflutungen als Auslöser eine Rolle.

Das ADS tritt generell bei Jungen häufiger auf als bei Mädchen

Diagnose und Behandlung

- Wenn Sie ein ADS bei Ihrem Kind vermuten, sollten Sie mit Ihrem Kinderarzt darüber sprechen. Er kann Ihnen Fachpersonal zur genauen diagnostischen Abklärung und anschließender psychotherapeutischen Unterstützung empfehlen.
- In manchen Fällen kann die Gabe von bestimmten Vitaminen oder auch Medikamenten die Symptomatik lindern.

Schlafstörungen

Fast jedes Kind macht im Lauf seiner Entwicklung Phasen durch, in denen es nicht problemlos zu Bett gehen oder nicht mehr in seinem eigenen Bett schlafen will. Zum einen ändert sich das Schlafbedürfnis, und zum anderen versuchen alle Kinder auch von Zeit zu Zeit, immer wieder ihre Grenzen auszutesten.
Wenn Ihr Kind abends nicht ins Bett will, so ist das zunächst verständlich, da Sie als Eltern auch noch länger aufbleiben und dazu noch interessante Dinge wie fernsehen tun. Außerdem haben Kinder noch kein ausgeprägtes Gefühl dafür, wann sie müde werden. Dennoch müssen sie irgendwann einmal ins Bett, damit sie am nächsten Tag, wenn sie in den Kindergarten oder in die Schule gehen, nicht völlig müde sind.

Vorgehen

- Versuchen Sie, ein festes Einschlafritual einzuführen, indem Sie jeden Abend nach dem Zähneputzen noch eine Geschichte vorlesen, ein Lied vorsingen, gemeinsam mit einem Kuscheltier spielen oder einfach darüber zu reden, was am Tag passiert ist. Das bringt Ihr Kind langsam zur Ruhe und signalisiert ihm, dass

Gerade kleine Kinder versuchen, immer wieder ihre Grenzen zu finden, indem sie die Schlafenszeiten verzögern. Bleiben Sie dann konsequent

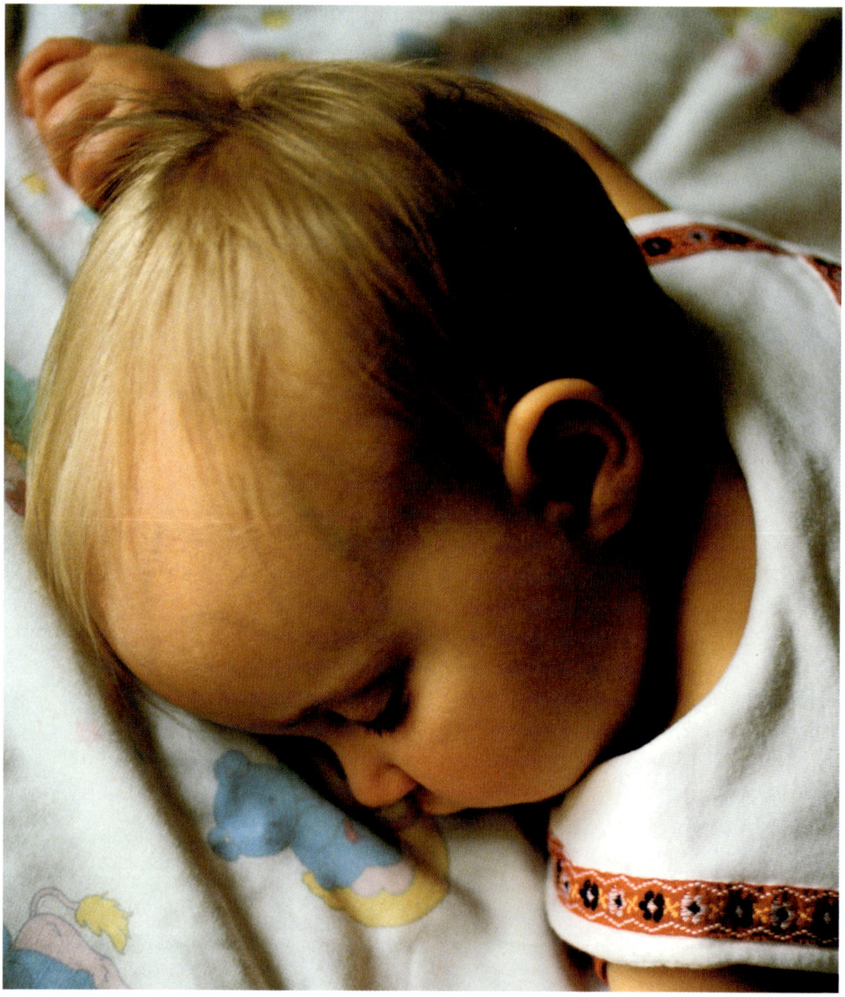

jetzt der Tag allmählich zu Ende geht. Nach dem Gutenachtkuss gehen Sie konsequent aus dem Zimmer.
In den ersten Tagen wird Ihr Kind wahrscheinlich diese Grenze noch nicht ganz akzeptieren. Wenn es sehr schreit, gehen Sie nach einigen Minuten nochmals ins Zimmer und sagen Sie ihm in einem ruhigen Ton, dass es jetzt schlafen muss, damit es am nächsten Tag fit sein wird und dass sein Kuscheltier auch schon schlafe.
Wenn Ihr Kind weiterschreit, machen Sie die Abstände, in denen Sie ins Zimmer kommen, immer länger, so dass Sie z. B. erst nach zehn Minuten wieder zum Beruhigen kommen. Dadurch wird Ihr Kind sich allmählich daran gewöhnen, allein in seinem Bett einzuschlafen und Ihnen zu vertrauen, dass Sie im Notfall da sind.

- Wichtig ist es auch, abends keine aufregenden Beschäftigungen wie Fernsehen zuzulassen, da sonst das Gehirn keine Chance hat abzuschalten.
- Wenn Ihr Kind nachts aufwacht und weint, gehen Sie zum Trösten an sein Bett, vermeiden Sie aber, es zu sich ins Bett zu holen, da es sich sehr gerne schnell daran gewöhnt.

Ausnahmen bei all diesen erzieherischen Maßnahmen sollten Sie machen, wenn Ihr Kind krank ist oder etwas Schreckliches geträumt hat. Ich denke, dass Kinder in dieser Zeit die intensive Tuchfühlung ihrer Eltern brauchen, um ihre Angst zu bewältigen und auch ein Recht darauf haben.

Ist es schlicht der Wunsch des Kindes, immer wieder bei Ihnen im Bett zu schlafen, so hilft nur konsequentes Handeln, um es ihm abzugewöhnen

Sprachprobleme

Gegen Ende des ersten Lebensjahres beginnen die meisten Kinder einzelne Wörter zu sprechen. Im zweiten und dritten Lebensjahr kommen dann allmählich Zweiwort- und später Dreiwortsätze hinzu. Mit vier Jahren können Kind schon selbst Erlebnisse nacherzählen, und mit fünf Jahren sollten Aussprache und Grammatik weitgehend fehlerfrei sein.

Alarmzeichen

Wenn Sie unsicher sind, ob sprachliche Störungen bei Ihrem Kind vorliegen, fragen Sie ruhig im Kindergarten, bei Lehrern oder auch Ihrem Arzt nach

In diesem Entwicklungsschema gibt es aber starke individuelle Schwankungen. Das eine Kind ist schneller in der motorischen Entwicklung und läuft schneller, während das andere vielleicht früher spricht. Aufmerksam sollten Sie werden, wenn Ihr Kind mit zwei Jahren noch keinerlei Wortbildungen macht und auch keine Silben wie »Ma-ma« oder »Pa-pa« aneinander reiht. Gehen Sie dann zu Ihrem Kinderarzt.

Viele Kinder haben während ihrer Sprachentwicklung kleinere Sprachfehler. Es fällt es den meisten Kindern am Anfang schwer, »dr« oder »kr« auszusprechen. Auch das Lispeln, also das undeutliche Aussprechen des »s«, ist eine sehr häufige Auffälligkeit bei Kindergartenkindern.

Manche Kinder stottern auch phasenweise, weil sie vor lauter Aufregung, wenn sie etwas für sie ganz Wichtiges erzählen wollen, erst einmal gar kein Wort richtig herausbekommen.

Das ist alles völlig normal. Einschreiten sollte man, wenn Ihr Kind mit vier Jahren manche Buchstaben oder Laute gar nicht oder nur sehr unverständlich aussprechen kann. Mit fünf Jahren sollte der normale Redefluss bereits relativ ungestört sein.

Diagnose und Behandlung

- Wenn Sie den Eindruck haben, dass Ihr Kind nicht altersgemäß spricht, sollten Sie mit ihm einen Kinderarzt aufsuchen. Der Arzt wird zunächst überprüfen, ob Ihr Kind richtig hört, da dies ein häufiger Grund dafür ist, dass ein Kind in seiner Sprachentwicklung zurückliegt. Insbesondere gehäufte Mittelohrentzündungen können zu einer schlechteren Hörfähigkeit führen.
- Wenn notwendig, wird Ihr Kinderarzt Ihrem Kind logopädische Behandlungen verschreiben, durch die Ihr Kind mit Hilfe von gezielten Sprachübungen z. B. lernt, bestimmte Buchstaben aussprechen zu können.

Stress

Kinder müssen heutzutage auch schon eine Menge Stress aushalten: der ständige Geräuschpegel von der Umgebung, von Fernsehen, Walkman und Kassetten, Auseinandersetzungen mit anderen Kindern, Freizeitstress durch zahlreiche Hobbys usw. Aber auch Streit unter den Eltern kann Kindern sehr zusetzen.

Alarmzeichen

Manche Kinder verkraften dies alles gut, während andere vieles in sich hineinfressen. Das kann sich durch körperliche Symptome, wie z. B. Bauch- oder Kopfschmerzen, äußern. Manche Kinder fangen auch an, Nägel zu kauen, mit den Augen zu zwinkern oder einzunässen. Dies alles sollten für Sie Zeichen sein, dass bei Ihrem Kind das seelische Gleichgewicht ins Wanken geraten ist. Manchmal hilft es, wenn Sie sich vielleicht mit Ihrem Kind gemeinsam Gedanken machen, was es gerade bedrückt. Vielleicht hat es sich die ganze Zeit nicht getraut, darüber zu reden. Möglicherweise ist auch nur zurzeit alles ein bisschen viel, weil Sie vielleicht gerade umgezogen sind und das Kind in eine neue Klasse kam.

Diagnose und Behandlung

- Wenn die Symptome bei Ihrem Kind trotz aller Bemühungen eher schlimmer werden, sollten Sie mit ihm zum Kinderarzt gehen. Er kann Ihnen, falls nötig, gezielte psychologische Fachberatung vermitteln.
- Versuchen Sie, den Tagesablauf ein wenig ruhiger als sonst zu gestalten, indem Sie den Fernsehkonsum drastisch reduzieren und nicht jeden Nachmittag Besuch einladen.
- Unternehmen Sie ganz bewusst etwas Schönes allein mit Ihrem Kind. Nehmen Sie sich dafür ausreichend Zeit.

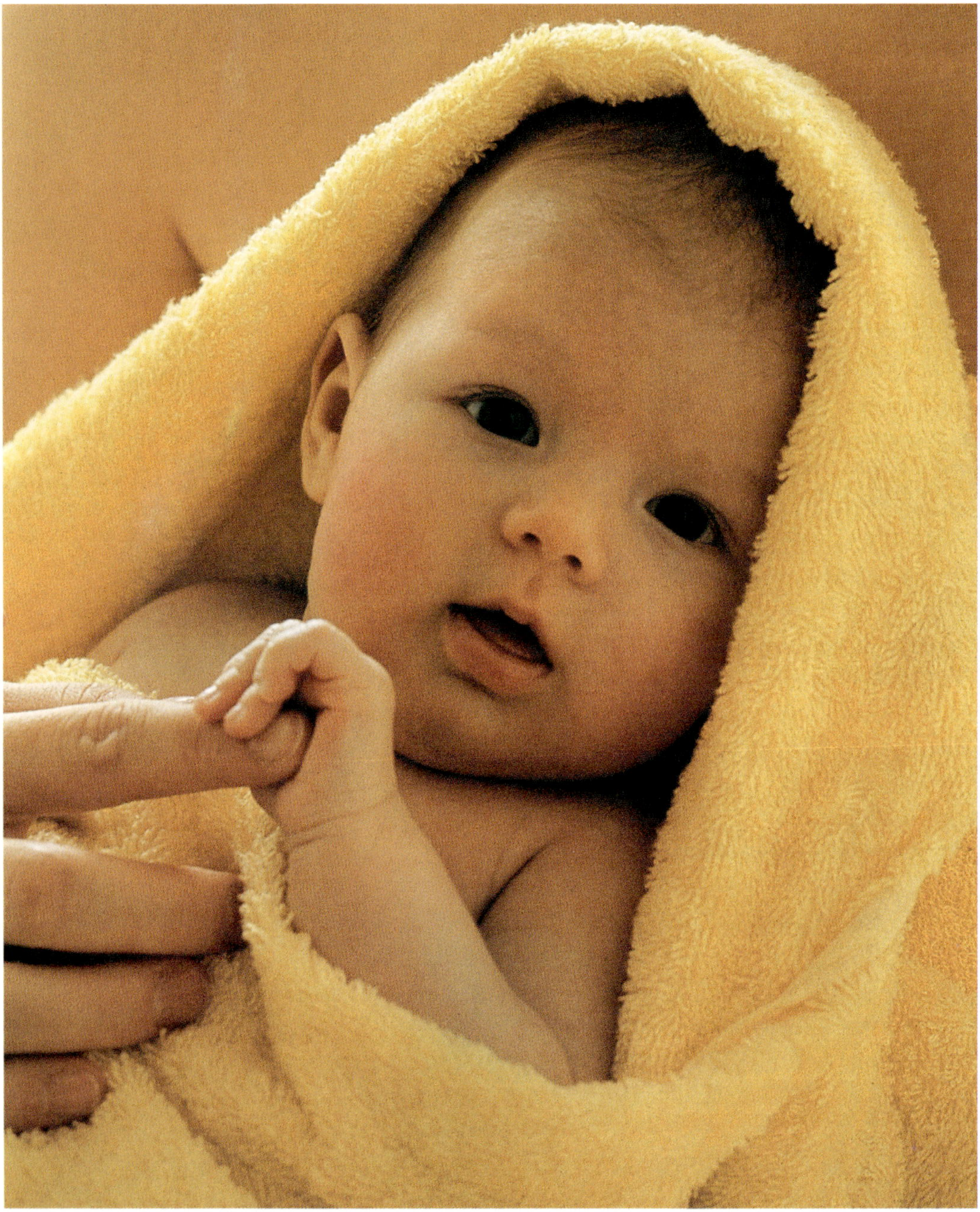

Wenn Ihr **Baby** einmal **krank** ist

Ist ein Baby krank, fehlt den Eltern oft noch die Erfahrung, um sofort zu erkennen, ob es sich um eine ernstere Erkrankung oder vielmehr um eine vorübergehende Verstimmung handelt. Hinzu kommt, dass es zahlreiche Probleme gibt, für die man nicht immer gleich zu einem Arzt gehen muss, sondern bei denen man rasch und sanft selbst Abhilfe schaffen kann. Die häufigsten Probleme und Erkrankungen im Kindesalter finden Sie hier.

Augenentzündung

Babys haben oftmals etwas verklebte oder verschmierte Augen, da der Tränengang noch sehr eng ist und der Abfluss dadurch oftmals etwas behindert ist. Dadurch werden Entzündungen begünstigt.

Gerade bei Babys ist man in Krankheitssituationen schnell überfordert: Zum einen fehlt die Erfahrung, und zum anderen kann man den Säugling noch nicht fragen, woran es ihm fehlt

Behandlung

- Versuchen Sie zunächst, regelmäßig ein paar Tropfen Muttermilch in jedes Auge zu träufeln, da in ihr entzündungshemmende Stoffe enthalten sind.
- Eine sanfte Reinigung mit einem abgekühlten Kamillenteebeutel hilft ebenfalls, die Entzündung schneller zu heilen.
- Wenn es dadurch zu keiner Besserung kommt, lassen Sie sich von Ihrem Kinderarzt antibiotische Tropfen verschreiben.

Blähungen

Bei Babys sind Blähungen sehr häufig, oft handelt es sich um die Dreimonatskoliken, manchmal ist es einfach eine ungewohnte Nahrung, die zu den Blähungen führt. Helfen Sie Ihrem Baby, indem Sie die gleichen Maßnahmen, die auch bei den Dreimonatskoliken gelten, durchführen (siehe unten).

Dreimonatskoliken

Bei Koliken sollten Sie sich nach Möglichkeit mit Ihrem Partner bei der Sorge um das Baby abwechseln, damit Sie sich immer wieder ausruhen und neue Kraft schöpfen können

Fast immer handelt es sich um Bauchkrämpfe und Blähungen, die mit einer noch teilweisen Unreife des Darmsystems zusammenhängen. Man nennt sie Dreimonatskoliken, da sie mit drei bis vier Monaten allmählich wieder verschwinden. Die Babys fangen meist in den Abendstunden an, jämmerlich zu schreien und ihre Beinchen an den Leib zu ziehen.

Behandlung

- Beruhigend wirkt es, wenn Sie Ihr Baby mit dem Bauch auf Ihren Unterarm legen und wippend herumtragen; der Druck löst sich so besser.
- Entblähend wirken auch Kümmel- oder Fencheltee und sanfte Bauchmassagen.
- Als homöopathisches Mittel hat sich Chamomilla D 30 bewährt (mehrmals täglich 5 Globuli geben).
- Mischen Sie 1 Teelöffel Kümmelsamen und 1 Teelöffel Fenchelsamen und stoßen Sie die Samen etwas mit dem Mörser an. Überbrühen Sie von der Mischung 1 Teelöffel mit ¼ Liter kochendem Wasser.
  Lassen Sie den Tee 5 Minuten ziehen und geben Sie Ihrem Baby davon 1 Teelöffel in jede Flasche oder mit dem Löffel vor den Stillmahlzeiten.

- Mischen Sie zu 1 Teelöffel Speiseöl 3 Tropfen Kümmelöl und erwärmen Sie das Gemisch etwas. Massieren Sie dann mit langsam kreisenden Bewegungen den Nabelbereich Ihres Babys im Uhrzeigersinn. Schauen Sie dabei Ihr Kind an und reden Sie beruhigend auf es ein.

Wie Sie Ihr Baby fit halten können

Auch wenn Ihr Baby nicht krank ist, können Sie sein tägliches Wohlbefinden durch einige Dinge verbessern. Das Wichtigste ist, dass Sie sich Zeit nehmen. Selbst wenn es nur eine gewöhnliche Mahlzeit ist, so sollte dafür die notwendige Ruhe da sein. Ihr Baby sollte merken, dass Sie sich in diesem Moment ausschließlich auf das Stillen oder das Fläschchen-Geben konzentrieren. Sie werden merken, dass sich diese innere Ausgeglichenheit auf Ihr Kind überträgt.

Strampeln, schwimmen und massieren

Schmusen und kuscheln Sie auch tagsüber, sooft Sie nur können, miteinander. Das entspannt und intensiviert die Bindung zwischen Ihnen und Ihrem Baby. Als besonders angenehm empfinden Babys Massagen. Sie mögen den ganz besonders engen Körperkontakt mit Ihnen und genießen die Entspannung. Gleichzeitig können Sie durch eine solche Massage verschiedene Organfunktionen positiv beeinflussen. Wie Sie einfache Handgriffe dazu erlernen können, finden Sie auf den nächsten Seiten. Babys haben einen natürlichen Drang, sich zu bewegen. Unterstützen Sie diese Veranlagung, indem Sie mit Ihrem Baby regelmäßig turnen und einfache spielerische gymnastische Übungen machen (vgl. auch Seite 96).

In manchen Schwimmbädern wird auch Babyschwimmen angeboten. Das nasse Element macht manchen Babys riesigen Spaß. Probieren Sie mit Ihrem Baby aus, was Ihnen gemeinsam Freude macht.

Gerade bei Babys, die sehr unruhig sind, viel schreien oder häufig unter Bauchweh leiden, wirkt so eine Massage oft Wunder

Babymassage

Bevor Sie mit der Babymassage beginnen, sollten Sie unbedingt darauf achten, dass die richtigen Voraussetzungen geschaffen sind – dann können Sie beide diese kleine Wohlfühl-Behandlung so richtig genießen:

1. Das Baby sollte satt sein, allerdings wirkt ein voller Bauch kurz nach einer Mahlzeit eher belastend.
2. Die Umgebungstemperatur sollte ca. 25 °C betragen, so dass das Baby nicht friert, wenn es nackt ist.
3. Gießen Sie in ein kleines Schälchen etwas Öl (z. B. einfaches Babyöl, (am besten unparfümiert) und wärmen Sie dieses etwas an, so dass es angenehm handwarm ist.
4. Wärmen Sie Ihre eigenen Hände unter warmem Wasser vor der Massage und trocknen Sie sich danach gut ab.
5. Legen Sie Ihr Baby auf eine Krabbeldecke vor sich auf den Boden, auf Ihre Knie oder auch auf den Wickeltisch. Nehmen Sie als Unterlage ein Frotteehandtuch, da es durch das Massageöl zu Flecken kommen kann.
6. Nehmen Sie sich Zeit für die Massage. Wenn Sie selbst angespannt sind, können Sie durch Ihre Massage keine Ruhe und Entspannung auf Ihr Baby übertragen.

Die einzelnen Schritte der Massage

Brust

Legen Sie Ihr Baby auf den Rücken. Schauen Sie es an und sprechen Sie mit ihm. Verreiben Sie dann etwas Öl zwischen Ihren Händen und legen Sie beide Hände auf die Brust des Babys. Streichen Sie nun seitlich am Brustkorb entlang. Führen Sie dann Ihre Hände, ohne sie vom Körper zu nehmen, in einer kreisenden Bewegung zurück zur Brustmitte.

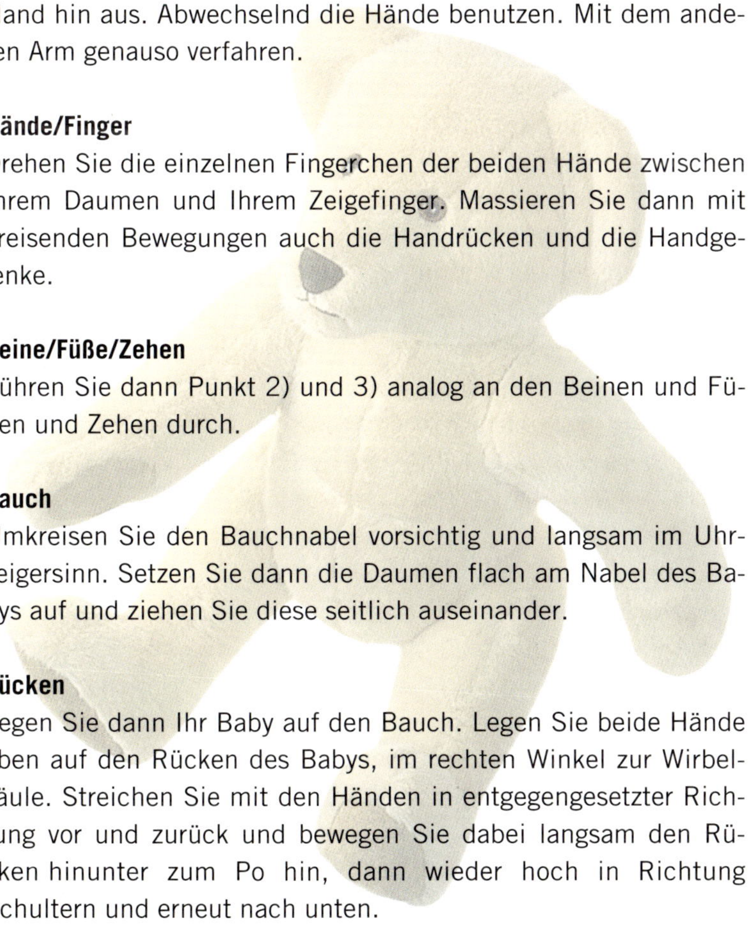

Arme

Umfassen Sie das Armgelenk Ihres Babys mit der linken Hand und umfassen Sie mit Daumen und Zeigefinger der rechten Hand die Schulter und führen Sie langsam melkartige Bewegungen bis zur Hand hin aus. Abwechselnd die Hände benutzen. Mit dem anderen Arm genauso verfahren.

Hände/Finger

Drehen Sie die einzelnen Fingerchen der beiden Hände zwischen Ihrem Daumen und Ihrem Zeigefinger. Massieren Sie dann mit kreisenden Bewegungen auch die Handrücken und die Handgelenke.

Beine/Füße/Zehen

Führen Sie dann Punkt 2) und 3) analog an den Beinen und Füßen und Zehen durch.

Bauch

Umkreisen Sie den Bauchnabel vorsichtig und langsam im Uhrzeigersinn. Setzen Sie dann die Daumen flach am Nabel des Babys auf und ziehen Sie diese seitlich auseinander.

Rücken

Legen Sie dann Ihr Baby auf den Bauch. Legen Sie beide Hände oben auf den Rücken des Babys, im rechten Winkel zur Wirbelsäule. Streichen Sie mit den Händen in entgegengesetzter Richtung vor und zurück und bewegen Sie dabei langsam den Rücken hinunter zum Po hin, dann wieder hoch in Richtung Schultern und erneut nach unten.

Babymassage stärkt nicht nur den innigen Kontakt zwischen Ihnen und Ihrem Baby, sondern hat auch einen positiven Einfluss auf verschiedene Körperfunktionen wie die Atmung und die Verdauung

Durchfall und Erbrechen

Bei der Geburt ist der Darm fast noch frei von Darmbakterien. Erst allmählich siedeln sich die für die Verdauung notwendigen Bakterien an. In dieser Zeit kann es schnell zu Verdauungsproblemen kommen. Babys, die gestillt werde, haben einen breiigen, gelblichen, etwas süßlich riechenden Stuhlgang. Wenn der Stuhlgang eher wässrig ist, säuerlich zu riechen beginnt und die Frequenz häufiger ist als sonst, handelt es sich um Durchfall. Säuglinge, die mit der Flasche ernährt werden, haben normalerweise einen festeren Stuhlgang. Bei ihnen kann bereits ein breiiger Stuhl erstes Anzeichen für Durchfall sein. Sehr häufig handelt es sich um eine Magen-Darm-Infektion. Seltener kann auch eine Nahrungsmittelunverträglichkeit bzw. -allergie bei länger anhaltendem Durchfall schuld sein.

Wenn der Durchfall nach erstmaliger Gabe von Getreide auftritt, muss man an eine Glutenunverträglichkeit (Zöliakie) denken. Der Kinderarzt kann durch Laboruntersuchungen feststellen, ob solche Krankheiten vorliegen und eine entsprechende Diät mit Ihnen besprechen.

Erbrechen ist von dem normalen »Spucken« nach den Mahlzeiten zu unterscheiden. Beim Erbrechen würgt das Baby eine größere Menge Nahrung wieder nach oben. Wenn das Erbrechen in zeitlichem Zusammenhang mit Durchfall auftritt oder nach einigen Malen Erbrechen wieder von alleine verschwindet, liegt sehr häufig eine Magen-Darm-Infektion vor.

Bei Babys ist die Gefahr eines Flüssigkeitsverlustes sehr groß, so dass Sie zum Kinderarzt gehen sollten, wenn Ihr Baby einige Stunden hintereinander Durchfall bzw. Erbrechen hat

Wenn das Baby sehr hastig trinkt und beim Aufstoßen immer wieder eine größere Milchmenge herauskommt, bekommt das Baby vielleicht zu viel Milch auf einmal. Achten Sie dann darauf, dass das Saugerloch nicht zu groß ist. Wenn Sie stillen, hilft es manchmal, zunächst die erste Milch aus der Brust herauszustreichen, bevor Sie das Kind anlegen. Wenn das Erbrechen kurze Zeit nach der Mahlzeit bei jüngeren Säuglingen schwallartig auftritt und das Baby schlecht zunimmt, muss vom Kinderarzt ein Magenpförtnerkrampf ausgeschlossen werden.

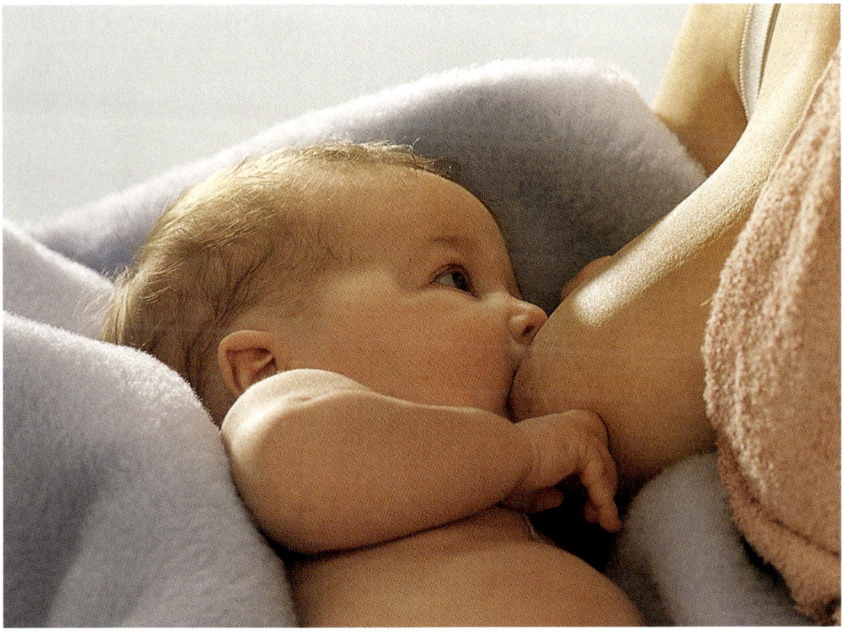

Muttermilch ist generell gut verdaulich – und das Beste, was Sie Ihrem Baby anbieten können

Behandlung

- Wenn Sie stillen, ist die beste Therapie bei Durchfällen und Erbrechen, weiter zu stillen. Muttermilch ist prinzipiell sehr schonend für Magen und Darm und enthält eine Anzahl antientzündlicher Stoffe.
- Wenn Sie Ihrem Baby die Flasche geben, sollten Sie ihm zunächst ein paar Stunden nur von der Elektrolytlösung Ihres Arztes zu trinken geben. Wenn es das gut verträgt, können Sie auf seine gewohnte Milchnahrung, 1:1 verdünnt mit abgekochtem Wasser, übergehen und dann allmählich den Milchanteil wieder steigern.
- Wenn Ihr Baby schon mit dem Löffel isst, können Sie auch nach ein paar Stunden Elektrolyte, Tee, Reisschleim (siehe Seite 64.) und später etwas geriebenen Apfel füttern. Bieten Sie Ihrem Baby immer wieder etwas Tee an, da der Flüssigkeitshaushalt sonst schnell durcheinander geraten kann.

Drohender Flüssigkeitsverlust!

Babys können durch Durchfall und/oder Erbrechen sehr schnell größere Mengen an Flüssigkeit verlieren. Dies ist insbesondere der Fall, wenn es noch zusätzlich, z. B. im Sommer, sehr warm ist. Wenn Ihr Baby mehrere Stunden erbricht oder wässrige Stühle hintereinander absetzt, sollten Sie daher dringend mit ihm zum Arzt gehen.

Gelbsucht

UV-Strahlung – auch durch das Sonnenlicht – fördert den Abbau des Bilirubins, das die gelbliche Verfärbung verursacht

Babys haben sehr viele rote Blutkörperchen kurz nach der Geburt. Bei dem Abbau des auf ihnen geladenen Blutfarbstoffes entstehen Gallenbestandteile (Bilirubin), die anschließend weiter in der Leber verstoffwechselt werden. Da die Leber des Neugeborenen aber noch mit diesen »Massen« an Bilirubin nicht fertig wird, wird es in der Haut abgelagert, wodurch eine gelbliche Verfärbung entsteht. Als Erstes sieht man es an der Gelbfärbung der Augen.
Diese Gelbsucht tritt bei den meisten Babys am dritten oder vierten Tag nach der Geburt auf und verschwindet innerhalb von zehn Tagen wieder. Wenn sie gleich in den ersten Stunden nach der Geburt oder noch nach zehn Tagen auftritt, kann eine Lebererkrankung die Ursache sein oder das kindliche und das mütterliche Blut passen in den Blutgruppen nicht zusammen.

Behandlung

- Gehen Sie mit Ihrem Baby zum Arzt, wenn Sie eine gelbliche Verfärbung der Augen und/oder der Haut bemerken. Er kann durch einen Bluttest feststellen, wie hoch der Bilirubinwert ist. Er kann auch abklären, ob eine Blutunverträglichkeit oder eine Erkrankung der Leber vorliegt.

- Bei den meisten Babys mit Gelbsucht reicht es aus, ihnen viel Flüssigkeit zum Trinken anzubieten und sein Bett ans Fenster (wegen des Lichts) zu stellen, da Licht den Abbau des Bilirubins fördert.
  Wenn der Bilirubinwert sehr hoch ist, kann es in manchen Fällen erforderlich sein, das Baby einige Zeit mit einem Licht besonderer Wellenlänge zu bestrahlen, um den Abbau des Bilirubins zu beschleunigen.

Mundsoor

Wenn Sie im Mundraum Ihres Babys auf der Zunge, am Gaumen oder an der Wangenschleimhaut weißliche Beläge sehen, die nicht abzuwischen sind, handelt es sich meistens um eine Pilzinfektion (Soor). Aus medizinischer Sicht sind sie zwar ungefährlich, allerdings können sie Schmerzen bereiten und das Kind empfindet sie als unangenehm.

Mundsoor kann schnell übertragen werden, wenn das Kind dreckige Gegenstände in den Mund nimmt. Daher sollten Schnuller und Sauger regelmäßig sterilisiert werden

Behandlung

- Ihr Kinderarzt wird Ihnen eine Flüssigkeit oder ein Gel dagegen verschreiben.
- Kochen Sie alle Sauger und Schnuller 10 Minuten lang aus.
- Bestreichen Sie, wenn Sie stillen, Ihre Brustwarze ebenfalls mit dem Antipilzmittel – sowohl vor als auch nach dem Stillen.

Nabelbluten

Generell sollte man den Nabel, bis er abfällt, sorgfältig reinigen und gut versorgen. Nach dem Abnabeln kann es in der ersten Zeit nach der Geburt immer wieder zu kleineren Blutabsonderungen aus dem Nabel kommen.

Sie haben auch die Möglichkeit, Ihre Hebamme um Unterstützung bei der korrekten Nabelpflege zu bitten

Behandlung

- Reinigen Sie den Nabel dann regelmäßig mit 70-prozentigem Alkohol und decken Sie ihn mit einer sterilen Kompresse und einem Mullverband ab.
- Wenn es immer wieder zu solchen Blutaustritten oder zu gelblich schmierigem Sekretausfluss kommt, sollten Sie zu Ihrem Kinderarzt gehen.

Pickelchen im Gesicht

Neugeborene bekommen häufig innerhalb der ersten Lebenswochen nach der Geburt Pickelchen im Gesicht. Man vermutet, dass daran mütterliche Hormone schuld sind, die über die Pla-

Pickelchen sind selten Grund zur Besorgnis. Die zarte, reine Babyhaut kommt meist nach einiger Zeit von alleine wieder

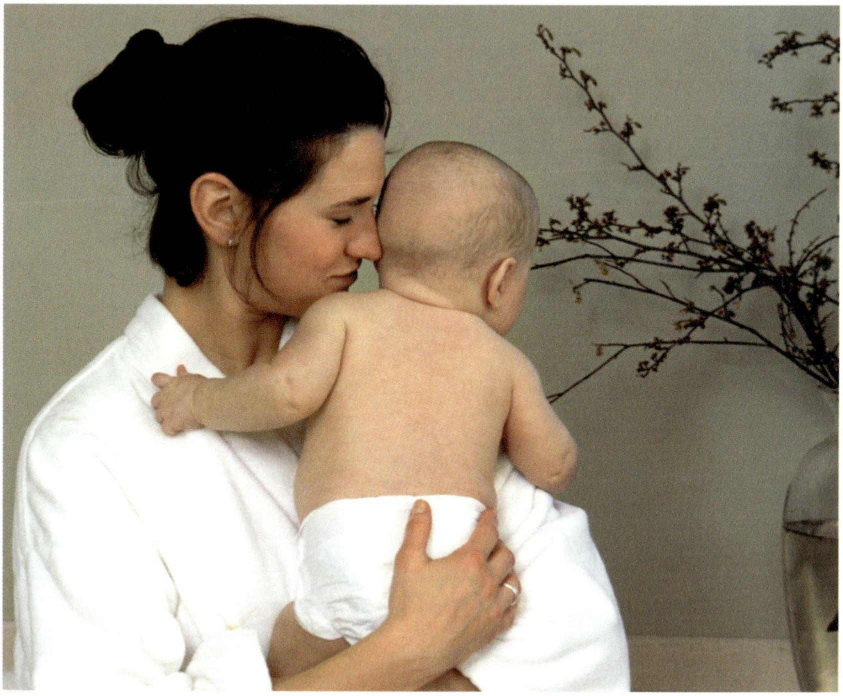

zenta auf das Baby übertragen wurden. Nach einiger Zeit verschwinden diese Hautunreinheiten von alleine wieder. Achten Sie aber darauf, dass Ihr Kind sich nicht aufkratzt und es nicht zu Entzündungen kommt.
Sollte es zu starken Entzündungen einzelner Pickel kommen, kann Ihnen Ihr Kinderarzt natürlich auch eine antibiotische Salbe verschreiben, die den Juckreiz nimmt und den Heilungsprozess beschleunigt.

Schielen

Bei vielen Babys stehen die Augen ab und zu nicht ganz parallel. Dabei weicht häufig eines der Augen entweder nach innen oder außen ab. Bis zum sechsten Lebensmonat ist dies ganz normal. Das Gehirn schafft es in diesem Alter einfach noch nicht, beide Augen genau zu koordinieren. Auch wenn das Baby müde wird, kann es beginnen zu schielen. Meist legt sich diese Koordinierungsschwäche schnell wieder von alleine.
Wenn das Schielen nach dem sechsten Monat noch fortbesteht oder wenn die Augen Ihres Babys konstant »schief« stehen, müssen Sie zum Augenarzt gehen.

Meist wird das Schielen bei Babys intensiver, je müder sie sind

Behandlung

- In manchen Fällen ist es notwendig, dem Baby/Kind das gesunde Auge für einige Stunden zuzukleben, um das schielende Auge zu zwingen, in die richtige Richtung zu schauen.
- Manchmal wird der Augenarzt auch eine spezielle Schielbrille verordnen.
- Bei extremem Schielen ist auch manchmal eine spezielle Operation notwendig, wodurch die Augenmuskeln reguliert werden. Sie wird aber in der Regel erst im Kleinkindalter durchgeführt.

Schlafprobleme

Neugeborene brauchen nach der Geburt oftmals erst einige Wochen bis Monate, bevor sie sechs bis sieben Stunden am Stück durchschlafen. Für sie sind Tag und Nacht zunächst noch gleich.

Behandlung

- Klären Sie, ob es Ursachen für die Schlafprobleme gibt, z. B. ein wunder Po, Blähungen o. Ä. Wenn Sie das ausschließen können, versuchen Sie, mit Geduld und Konsequenz einen Schlafrhythmus einzuführen.
- Gewöhnen Sie Ihr Baby allmählich an den Tag-Nacht-Rhythmus, indem Sie nachts nur im abgedunkelten Zimmer stillen oder die Flasche geben. Legen Sie das Baby auch gleich im Anschluss an die Mahlzeit wieder zum Schlafen hin.
- Wenn Ihr Baby schon ein halbes Jahr alt ist, sollte es nachts keine Milchmahlzeit mehr bekommen. Versuchen Sie, es durch Zureden und Streicheln zu beruhigen und es daran zu gewöhnen, dass die Nacht zum Schlafen und nicht zum Essen da ist.
- Will das Baby nachts nicht schlafen, sollten Sie seine Schlafzeiten tagsüber und insbesondere nachmittags verkürzen, indem Sie das Baby nach einer gewissen Zeit wecken.

Eine Frage des Rhythmus

Seien Sie nicht enttäuscht, wenn Ihr Baby bereits prima durchgeschlafen hat und dann plötzlich nachts Schreiattacken bietet. Jedes Baby macht unterschiedliche Entwicklungsphasen durch, und dabei ändern sich auch oft Schlafrhythmus und Schlafbedürfnis. Besonders nach einer Erkrankung kann der Rhythmus völlig durcheinander geraten; meistens pendelt er sich nach kurzer Zeit wieder ein.

Schuppen am Kopf

Wegen einer übermäßigen Talgproduktion entwickeln viele Babys innerhalb der ersten Wochen fettige gelbliche fest sitzende Schuppen auf dem Kopf. Wenn sie sehr dick sind, sollten Sie versuchen, diese vorsichtig zu lösen, da sonst die Kopfhaut wenig Luft bekommt und sich entzünden kann.

Behandlung

- Reiben Sie die Kopfhaut mit Babyöl ein und verwenden Sie anschließend ein mildes Babyshampoo. Dadurch lassen sich die klebrigen Schuppen oft schon vom Kopf lösen.
- Bürsten Sie Ihr Baby täglich mit einer weichen Babybürste.

Beim Bürsten werden die Talgrückstände gelöst, und zum anderen verhindern Sie so, dass sich neue Schuppen auf der Kopfhaut absetzen

Verstopfung

Manchmal kneift Babys auch der Bauch, weil sie Verstopfung haben. Brustkinder können ruhig mal ein paar Tage keinen Stuhlgang haben. Flaschenbabys sollten allerdings möglichst täglich Stuhlgang entleeren.

Behandlung

- Manchmal reicht es schon aus, wenn man vorsichtig mit dem Fieberthermometer über den Afterschließmuskel fährt. Ansonsten helfen 2 bis 3 Teelöffel Milchzucker täglich, den Flaschen zugegeben. Probieren Sie erst vorsichtig eine kleine Menge davon aus und steigern Sie diese allmählich.
- Wenn Babys auf Löffelmahlzeiten mit Karotten umgestellt werden, sind Verstopfungen typische Begleiterscheinungen. Mischen Sie ca. ½ Teelöffel Speiseöl unter die Karotten.

Auch das Dazufüttern von Kartoffeln und Fleisch wirkt stuhlauflockernd

Babygymnastik

Babys haben von Natur aus einen Drang, sich zu bewegen. Das Baby strampelt, greift, dreht sich allmählich von einer auf die andere Seite, fängt an zu krabbeln und beginnt dann nach und nach das Laufen. Sie können diese Bewegungsentwicklung Ihres Kindes unterstützen, indem Sie jeden Tag ein paar Minuten mit Ihrem Baby üben.

Dadurch wird die Muskulatur gekräftigt, und Sie fördern damit die Stütz- und Gleichgewichtsreaktionen sowie die Koordinationsfähigkeit. Sie sollten dabei ein paar Regeln beachten:

- Ihr Baby sollte ganz gesund sein (z. B. kein Fieber oder Schnupfen), da sonst die Übungen eher belastend sind.
- Der Raum sollte angenehm warm sein.
- Das Baby sollte nur Windel tragen und ausgeschlafen sein.
- Der beste Zeitpunkt ist vor den Mahlzeiten.
- Die Unterlage sollte fest sein (Wickeltisch oder Krabbeldecke auf dem Boden).
- Die Dauer der Gymnastik sollte nicht mehr als 5 bis 10 Minuten betragen.
- Die Gymnastik soll Spaß machen – wenn Ihr Baby eine Übung nicht mag oder sogar dabei weint, sollten Sie diese einfach weglassen.
- Vermeiden Sie ruck- und stoßartige Bewegungen.

Und so geht es

Achten Sie bei den Schritten darauf, nacheinander vorzugehen. Sollte Ihr Baby bei einer Übung einmal keinen Spaß haben, so sollten Sie diese sofort abbrechen. Auf keinen Fall sollten Sie etwas erzwingen. Und vielleicht entdecken Sie gemeinsam noch einige neue Übungen, die Spaß machen und die Motorik Ihres Babys unterstützen, z. B. indem Sie einen Stoffball an die Füßchen drücken oder mit einem Spielzeug ein bisschen »Tauziehen« spielen.

Nutzen Sie auch die Zeit, intensiv auf Ihr Baby einzugehen und es zu beobachten, wie es reagiert auf Ihre Stimme, Ihre Berührungen und die Bewegungen. Zum Abschluss sollten Sie noch miteinander kuscheln und zusammen entspannen:

1. Legen Sie Ihr Baby auf den Rücken. Legen Sie Ihre Daumen in die Handflächen Ihres Babys und umfassen Sie mit Ihren Händen Handgelenke und Unterarme des Babys.
   Beugen und strecken Sie die Ärmchen abwechselnd. Heben Sie die Arme neben den Kopf des Kindes und bringen Sie sie dann wieder nach unten.
   Kreuzen Sie anschließend die Arme über der Brust des Babys und breiten Sie sie wieder aus.
   Auch können Sie abwechselnd den linken und den rechten Arm diagonal ausbreiten und anschließend über der Brust wieder zusammenführen.
2. Umfassen Sie die Unterschenkel beider Beine und führen Sie diese mit leichtem Druck gegen den Bauch und dann wieder zur Ausgangsposition zurück.
   Heben Sie dann beide Beine nach oben und senken Sie sie langsam wieder.
3. Umfassen Sie den unteren Teil des Unterschenkels des Babys und führen Sie mit der anderen Hand kreisende Bewegungen mit dem Fuß durch.
   Wiederholen Sie das Ganze auch mit dem anderen Fuß.
4. Legen Sie Ihr Baby auf den Bauch und heben Sie abwechselnd beide Arme oder beide Beine hoch.
   Strecken Sie dann das Baby, indem Sie sanft einen Arm neben dem Kopf nach oben strecken und gleichzeitig das Bein auf der anderen Seite strecken.
   Führen Sie dieselbe Übung dann mit dem anderen Arm und dem anderen Bein durch.

Wunder Po

Die Haut eines Babys ist noch sehr zart und dünn. Scharfe Substanzen wie Urin und Kot, die täglich mit ihr in Kontakt treten, können reizen und zu Entzündungen führen, wenn sie zu lange auf der Haut bleiben. Besonders belastet ist die Haut, wenn es zu häufigen, scharfen dünnen Stühlen kommt oder wenn das Baby Durchfall hat. Dann wird der Po nicht nur durch die Inhaltsstoffe der Ausscheidungen gereizt, sondern zusätzlich auch durch das ständige Putzen.

Auch durch das feuchtwarme Klima der Windel kann es zu Reizungen der Haut kommen. Es entsteht dann eine so genannte Windeldermatitis.

Sehr häufig pfropft sich auf diese Entzündung auch noch ein Hautpilz auf. Es kommt dann zu schuppigen, unscharf begrenzten Rötungen.

Behandlung

Vorsicht: Sie sollten beim Föhnen 30 bis 40 Zentimeter Abstand zum Baby einhalten – sonst kann es ihm zu heiß werden

- Wenn Sie den Po Ihres Babys pflegen, sollten Sie ganz auf Seifen und parfümierte Cremes verzichten, um die Haut nicht weiter zu belasten. Waschen Sie den Po nur mit lauwarmem Wasser. Tupfen Sie ihn anschließend trocken und föhnen Sie dann auf niedrigster Stufe den Po.
- Lassen Sie Ihr Baby möglichst viel ohne Windel herumstrampeln, damit Luft an den Po kommt. Zum einen heilen die Entzündungen schneller ab, und zum anderen genießt Ihr Kind es, ohne Windel zu sein.
- Oft hilft mehrmals tägliches Bestreichen mit Muttermilch. Wenn das nicht ausreicht, kann Ihnen der Kinderarzt zinkhaltige Heilpasten oder bei Bedarf Antipilzcremes verordnen.
- Wenn Sie Ihr Baby baden, können Sie etwas Kamillenabsud in das warme Wasser geben. Dadurch wird die wunde Haut gepflegt und kann ebenfalls leichter heilen.

Zahnen

Viele Babys bekommen ihre ersten Zähnchen ohne größere Probleme. Es gibt aber auch Babys, die jedes Mal, wenn sie einen Zahn bekommen, weinen und schreien und teilweise noch mit anderen Krankheitssymptomen wie Durchfall reagieren.

Behandlung

- Manchmal hilft es, den Babys etwas Hartes zum Beißen zu geben, wie z. B. ein Stück alte Brotrinde. Hilfreich sind auch Beißringe aus Kunststoff. Legen Sie ihn eine Weile in den Kühlschrank und geben Sie ihn erst dann Ihrem Kind zum Daran-Herumkauen. Das lindert die Schmerzen.
- Manche schwören auf das homöopathische Mittel Osanit. Geben Sie Ihrem Baby stündlich 5 Globuli.
- Wenn das Baby vor Schmerzen gar nicht schlafen kann, können Sie auch einmal ausnahmsweise ein Fieberzäpfchen geben, das gleichzeitig die Schmerzen betäubt.

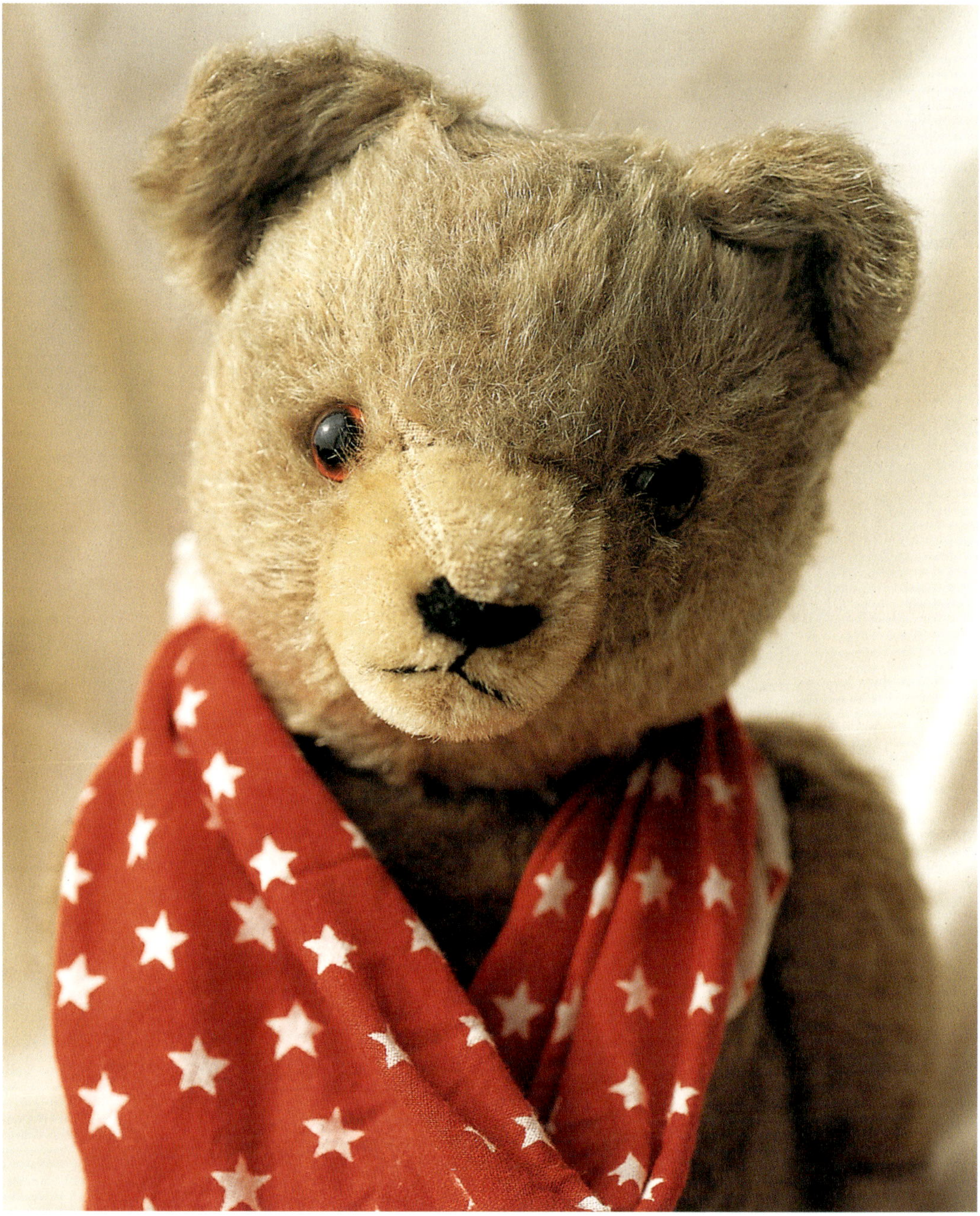

Notfälle

Über 40 Prozent aller Unfälle im Kindesalter ereignen sich zu Hause und in der Freizeit. Dabei sind Sie als Vater oder Mutter in den meisten Fällen die erste Person, die vor Ort Hilfe leisten muss, da ein Notarzt im Durchschnitt erst nach 10 bis 15 Minuten eintrifft. Weil gezielte Hilfe aber schon in den ersten Minuten erfolgen sollte und dadurch oftmals lebensrettend sein kann, müssen Sie einige einfache Verhaltensregeln und Vorgehensweisen wissen.

Atemstillstand

Wenn Ihr Kind nicht mehr atmet, egal aus welchen Gründen, müssen Sie sofort mit der Beatmung beginnen, da das Gehirn schon nach kurzer Zeit ohne Sauerstoffversorgung großen Schaden nimmt.

Wissen Sie noch, was Sie im Erste-Hilfe-Kurs gelernt haben? Vielleicht wäre eine Auffrischung sinnvoll?

Beatmung

1. Überprüfen Sie kurz, ob der Mund leer ist. Entfernen Sie Nahrungsbestandteile oder andere Atemhindernisse.
2. Beim kleineren Kind oder Baby umschließen Sie Mund und Nase mit Ihrem Mund und pusten Sie sanft 5-mal hintereinander Ihren Atem hinein. Fahren Sie dann in folgendem Rhythmus fort: 1 Sekunde einatmen, 1 Sekunde beatmen, usw.
3. Beim Schulkind neigen Sie den Kopf leicht nach hinten und beatmen dann nur über den Mund des Kindes.

4. Beatmen Sie zunächst 5-mal das Kind. Fahren Sie dann in folgendem Rhythmus fort: 1 Sekunde beatmen, 1 Sekunde warten, 1 Sekunde einatmen, usw.
5. Führen Sie diese Beatmung unbedingt so lange durch, bis der Notarzt kommt!

Herzdruckmassage

Wenn Sie den Puls des Kindes nicht mehr spüren, müssen Sie eine Herzdruckmassage, kombiniert mit einer Beatmung durchführen.

1. Legen Sie Ihr Kind auf eine harte Unterlage und drücken Sie den Brustkorb im unteren Bereich des Brustbeines regelmäßig nach unten.
   Beim Kind nehmen Sie Ihren Handballen und drücken den Brustkorb ungefähr 3 bis 4 Zentimeter weit ein. Beim Baby reichen Ihr Zeige- und Mittelfinger aus, und die Drucktiefe sollte nicht mehr als 1 bis 2 Zentimeter betragen, damit keine Rippenbrüche entstehen.
2. Beatmung und Herzdruckmassage müssen im Wechsel erfolgen, wobei mit der Beatmung begonnen wird. Beim Kind beträgt das Verhältnis Herzdruckmassage : Beatmung 15:2, beim Baby 5:1. Beim Kind sollen ungefähr 3 Kompressionen in 2 Sekunden erfolgen, beim Säugling 2 Kompressionen in 1 Sekunde.
3. Überprüfen Sie zwischendurch immer wieder Puls und Atmung des Kindes.
4. Führen Sie diese Wiederbelebungsmaßnahme so lange durch, bis der Notarzt kommt.

Bewusstlosigkeit

Wenn das Kind nicht mehr ansprechbar ist, müssen Sie sofort überprüfen, ob Atmung und Herzschlag noch funktionieren. Zur Überprüfung der Atmung legen Sie Ihr Ohr nahe an den Mund des Kin-

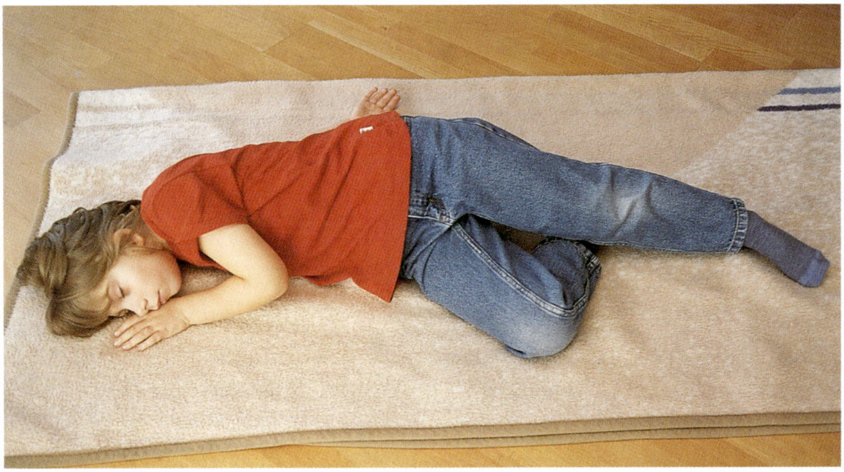

Die stabile Seitenlage sollte jeder beherrschen

des. Sie können auch die Hand unterhalb der Rippen auf den Bauch legen und spüren, ob sich die Bauchdecke hebt.
Den Herzschlag oder Puls spüren Sie am besten mit zwei Fingern in der Leiste oder am Hals unmittelbar unter dem Unterkiefer.
Wenn das Kind atmet und Sie seinen Puls spüren, bringen Sie es in die stabile Seitenlage, damit die Atemwege frei bleiben und nicht durch die eigene Zunge oder Erbrochenes verlegt werden. Verständigen Sie auf jeden Fall den Notarzt!
Während Sie auf den Notarzt warten, sorgen Sie dafür, dass das Kind nicht auskühlt, z. B. mit einer Jacke oder Decke, die Sie über den kleinen Patienten legen.

In solchen Momenten der akuten Gefahr einen klaren Kopf zu behalten kann überlebenswichtig sein

Einatmen eines Fremdkörpers

Wenn Ihr Kind plötzlich aus heiterem Himmel zu husten anfängt oder schlecht Luft bekommt, hat es vielleicht einen Fremdkörper in die Atemwege bekommen. Kleinere Kinder schieben sich häufig aus Neugierde Gegenstände in die Nase oder in den Mund, die dann weiter in die Luftröhre oder in die Bronchien gelangen können. Falls Ihr Kind noch keine Atemnot hat und nur hustet, ist es

Kinder nehmen gerne Sachen in den Mund oder schieben sich auch Dinge in die Nase – schnell kann es dann zu gefährlichen Situationen kommen

besser, die Ankunft des Notarztes abzuwarten, damit durch »Erste-Hilfe-Rückenschläge« der Fremdkörper nicht an eine Stelle rutscht, an der er die Luftwege komplett verschließt.

Vorgehen

Wenn Ihr Kind große Probleme mit der Atmung hat oder sogar blau anläuft, müssen Sie sofort den Notarzt verständigen und schnell handeln.

1. Einen Säugling oder ein Kleinkind müssen Sie an den Beinen hoch halten und mit der flachen Hand zwischen die Schulterblätter klopfen, größere Kinder lassen Sie mit dem Oberkörper vornüberbeugen. Schlagen Sie dann mit der flachen Hand kräftig zwischen die Schulterblätter.
2. Wenn das Kind einen Atemstillstand bekommt, müssen Sie sofort beatmen (siehe Seite 101).

Verschluckter Fremdkörper

Wenn Ihr Kind den Gegenstand verschluckt hat und er in die Speiseröhre gelangt ist, entstehen bei kleineren runden Gegenständen wie beispielsweise Münzen in der Regel keine Probleme, weil das Kind sie früher oder später mit dem Stuhlgang wieder ausscheidet. Ein spitzer oder größerer Fremdkörper muss eventuell endoskopisch entfernt werden.

Ertrinken

Wenn Ihr Kind nach der Rettung aus dem Wasser nicht atmet, müssen Sie sofort mit der Beatmung beginnen. Überprüfen Sie immer wieder, ob Sie noch den Puls spüren, ansonsten beginnen Sie sofort mit der Herzdruckmassage (siehe Seite 102).

Vorgehen

Versuchen Sie nicht, erst Wasser aus der Lunge oder dem Magen zu schütteln. Dadurch würden Sie wertvolle Zeit verlieren. Lassen Sie möglichst den Notarzt von einer zweiten Person verständigen und fahren Sie mit der Wiederbelebung fort, bis ein Arzt eintrifft.

Fremdkörper im Auge

Meistens sind es harmlosere kleine Dinge, wie Sand oder ein Insekt, die Kinder ins Auge bekommen. Handelt es sich jedoch um größere Fremdkörper, wie z. B. Glassplitter, die im Auge festsitzen, müssen Sie unbedingt sofort einen Arzt aufsuchen.

Vorgehen

- Streichen Sie über das geschlossene Augenlid in Richtung innerer Augenwinkel, bis der Fremdkörper entfernt ist.
- Ziehen Sie vorsichtig das Unterlid nach unten. Befindet sich der Fremdkörper darunter, können Sie ihn mit einem feuchten Wattestäbchen oder einem Stück Taschentuch entfernen.
- Vermuten Sie den Fremdkörper unter dem Oberlid, ziehen Sie das Oberlid an den Wimpern über das Unterlid. Dabei bleibt er oft daran hängen und lässt sich leicht entfernen.

Fremdkörper in Nase oder Ohr

Kinder stecken sich öfter beim Spielen kleinere Gegenstände, z. B. Erbsen oder Nüsse, in die Nase oder ins Ohr. Versuchen Sie nicht selbst, diese Fremdkörper zu entfernen, sondern suchen Sie eilig einen Arzt oder ein Krankenhaus auf.

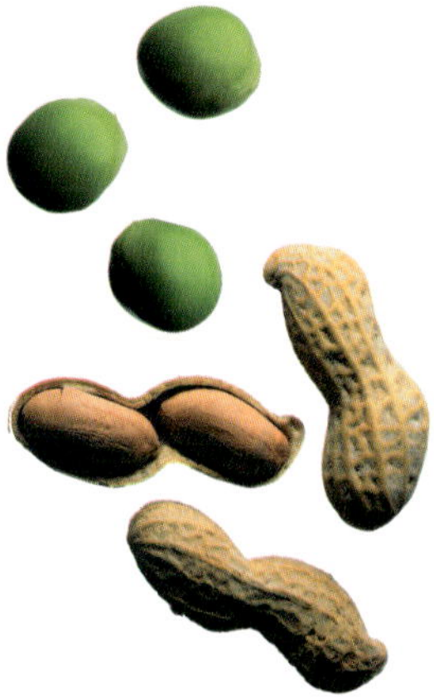

Knochenbrüche

An den Bruchstellen verfärbt sich die Haut bläulich und schwillt rasch an. Gegen die heftigen Schmerzen hilft Kühlung, bis Sie beim Arzt sind

Manche Knochenbrüche sind sofort auch für den Laien klar zu erkennen, wenn ein Teil eines Körperteils in eine völlig unnatürliche Richtung zeigt oder ein Knochenteil aus der Haut herausragt. Viele Knochenbrüche sind aber erst durch eine Röntgenaufnahme nachweisbar.

Vorgehen

- Wenn Sie mit Ihrem Kind zum Arzt fahren, ist es gut, das schmerzhafte Körperteil zu stabilisieren, da jegliche Art von Bewegung wehtut.
- Wenn Ihr Kind Schmerzen in seinem Arm hat, können Sie mit einem Dreieckstuch eine Armschlinge knoten. Ein großes Kopftuch, als Dreieck gefaltet, tut genauso seine Dienste.
- Zur ruhigen Lagerung eines verletzten Beines können Sie das gesunde Bein als Schiene nehmen und um beide Beine einen Schal oder ein festes Paketband wickeln. Auch Stockschirme eignen sich im Notfall zum Stabilisieren, wenn man sie unaufgespannt an die Außenseite des Beines wickelt.

Krämpfe

Bei manchen Formen von Epilepsie blicken die Kinder nur eine Weile abwesend in die Gegend und sind in diesem Zeitraum nicht ansprechbar

Krämpfe entstehen durch eine extreme Zunahme der Aktivität von Nervenzellen des Gehirns. Krämpfe können sich dadurch äußern, dass Kinder sich entweder ganz steif machen oder mit Kopf, Armen und Beinen zucken. Wenn solche Krämpfe häufiger auftreten, nennt man das ein Anfallsleiden oder eine Epilepsie. Bei den so genannten großen Krampfanfällen krampfen die Kinder mit Armen und Beinen und verlieren das Bewusstsein. Oftmals tritt Schaum aus dem Mund und die Lippen verfärben sich bläulich. Nach dem Krampfanfall fällt das Kind in einen Erschöpfungsschlaf.

Vorgehen

Während eines Krampfanfalls müssen Sie darauf achten, dass sich das Kind bei seinen Bewegungen nicht stößt oder verletzt.

1. Legen Sie das Kind am besten auf eine weiche Unterlage auf den Boden. Versuchen Sie nicht, das Kind festzuhalten.
2. Rufen Sie den Notarzt, wenn der Krampfanfall länger als eine Minute lang andauert.

Sonderfall Fieberkrampf

Insbesondere bei Säuglingen treten manchmal bei hohem Fieber Krämpfe auf. Die Babys zucken dann plötzlich mit ihren Gliedmassen, machen sich ganz steif oder werden schlaff. Meistens dauert ein Fieberkrampf nur wenige Minuten an. Manchmal kommt es auch nur zu einem einzigen Fieberkrampf im Leben eines Kindes. Andere Kinder erleiden so einen Fieberkrampf mehrmals hintereinander.

Bei Fieberkrämpfen besteht oft auch eine gewisse genetische Veranlagung

Vorsichtsmaßnahmen

Neigt Ihr Kind zu Fieberkrämpfen, müssen Sie früh mit fiebersenkenden Maßnahmen beginnen, um es gar nicht erst zu den Krämpfen kommen zu lassen. Besprechen Sie sich dazu schon im Vorfeld mit Ihrem Kinderarzt.

Vorgehen

1. Rufen Sie den Notarzt, wenn Ihr Baby/Kind länger als 1 Minute krampft. Wenn Ihr Kind schon einmal einen Fieberkrampf hatte, wird Ihr Kinderarzt Ihnen ein krampflösendes Zäpfchen verschreiben, das die Dauer des Krampfes verkürzt.

2. Nach einem Krampfanfall sollten Sie ein EEG machen lassen, um auszuschließen, dass Ihr Kind eine Epilepsie hat.
   Wenn so eine Erkrankung vorliegt, kann Ihnen der Kinderarzt Medikamente dagegen verschreiben. Regelmäßig eingenommen, können Medikamente oft neue epileptische Anfälle verhindern.

Nasenbluten

Wenn Ihr Kind aus der Nase blutet, lassen Sie es sich mit dem Kopf nach vorne beugen. Es soll sich dabei mit seinen Fingern seine Nase ungefähr zehn Minuten lang fest zuhalten. Legen Sie ihm etwas Kaltes (z. B. kalter Waschlappen oder eine Kühlkompresse) in den Nacken. Das Kind soll sich auf keinen Fall schnäuzen, da sonst weitere Blutgefäße platzen können.
In den allermeisten Fällen hört die Blutung dann wieder von alleine auf. Wenn nicht, verständigen Sie Ihren Kinderarzt oder den Notarzt. Auch wenn es bei Ihrem Kind in kürzeren Abständen immer wieder zu Nasenbluten kommt, müssen Sie zu Ihrem Kinderarzt gehen, um die Ursache abklären zu lassen.

Schock

Bei einem Schock kommt es zu einem Versagen des Blutkreislaufs. Der Körper versucht, den Blutstrom auf die wichtigsten Organe im Körperstamm zu beschränken, so dass Arme, Beine und allmählich auch der Kopf schlechter durchblutet werden, bis es zur Bewusstlosigkeit kommt.
Ein Schock kann z. B. durch starken Blutverlust, Verbrennungen, eine Allergie oder auch durch eine starke psychische Belastung ausgelöst werden. Das Kind wird plötzlich unruhig, blass, hat einen schnellen Puls, bekommt Schweißperlen auf der Stirn und kann schließlich ohnmächtig werden.

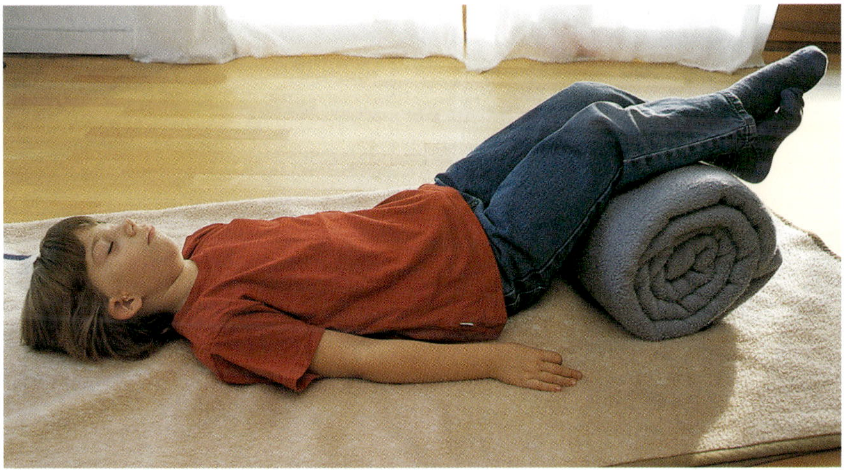

In der Schocklage werden die Beine hoch gelagert, und der Patient liegt flach auf dem Rücken

Vorgehen

1. Bringen Sie das Kind sofort in Schocklage, indem Sie es gerade hinlegen und seine Beine z. B. mit einer zusammengerollten Decke hoch lagern.
2. Versuchen Sie, das Kind zu beruhigen, in dem Sie ihm etwas erzählen.
3. Rufen Sie den Notruf.
4. Wenn es bewusstlos wird, müssen Sie Atmung und Puls kontrollieren und gegebenenfalls mit Beatmung (siehe Seite 101) oder Herzdruckmassage (siehe Seite 102) beginnen.

Stromunfälle

Ob defekte Kabel oder der Griff in die Steckdose – mit Stromunfällen ist nicht zu spaßen. Sobald das Kind in dem Stromkreis gefangen ist, kann es sich selbst nicht mehr daraus lösen. Zum Teil sehr starke innere Verbrennungen sind die Folge. Daher muss jeder Stromkreis unbedingt so schnell wie möglich unterbrochen werden, am besten indem Sie mit einem trockenen nicht-leitenden

Gegenstand (Besenstiel, Holzstuhl) das Kind von der Steckdose oder dem elektrischen Gerät wegschlagen.

Wenn sich Ihr Kind eine Stromverletzung zuzieht, ist neben einer Erstversorgung der Wunden oft auch eine Überwachung während der nächsten 24 Stunden im Krankenhaus erforderlich – auch dann, wenn man keinen Schaden sehen kann

Vorgehen

- Decken Sie eventuell entstandene Brandwunden an den Stellen, wo der Strom in den Körper hinein- oder hinausgegangen ist, mit einem Pflaster oder einem Verband ab.
- Gehen Sie auf jedem Fall mit Ihrem Kind zum Arzt, damit er mit einem EKG ausschließen kann, ob das Herz durch den Stromunfall in Mitleidenschaft gezogen wurde, auch wenn Ihr Kind Ihnen zunächst völlig unauffällig vorkommt.

Sturzverletzungen

Wenn Ihr Kind gestürzt ist, müssen Sie zunächst überprüfen, auf welches Körperteil es gefallen ist. Bei Stürzen auf die Arme oder Beine kann es zu Verstauchungen oder Knochenbrüchen gekommen sein. Ein Sturz auf das Lenkrad vom Fahrrad kann zur Verletzung innerer Bauchorgane führen, die sich oftmals erst Stunden nach dem Unfall bemerkbar machen. Bei einem Sturz auf den Rücken muss man an eine Verletzung der Wirbelsäule denken. Bewegen Sie bei einem solchen Verdacht Ihr Kind möglichst wenig, da sonst das Rückenmark zusätzlich verletzt werden kann.

Wenn das Kind auf den Kopf gefallen ist, kann eine Gehirnerschütterung vorliegen. Einen Arzt sollten Sie sofort aufsuchen, wenn Ihr Kind erbricht, kurze Zeit das Bewusstsein verliert und sich später nicht mehr an das Ereignis erinnern kann. Aber auch noch einige Zeit nach dem Sturz kann das Kind müde werden oder Lähmungserscheinungen zeigen, wenn es zu einer Hirnblutung gekommen ist. Gehen Sie deshalb nach größeren Stürzen mit Ihrem Kind zum Arzt, um abklären zu lassen, ob es sich eine ernstere Verletzung zugezogen hat.

Unterkühlung/Erfrierung

Oft wird die Witterung unterschätzt, und es kommt zu Unterkühlungen und im Extremfall zu Erfrierungen. Aber auch Unfälle bei Eis und Schnee können natürlich dazu führen, dass der Körper schnell auskühlt.
Da der Körper vor allem die Versorgung der lebenswichtigen Organe sichert, sind die Extremitäten besonders gefährdet, nicht nur auszukühlen, sondern auch durch Erfrierungen in Mitleidenschaft gezogen zu werden.

Vorgehen

- Wenn Ihr Kind durch feuchte oder kalte Witterung unterkühlt ist, ziehen Sie ihm sofort feuchte Kleidung aus und packen Sie es ins Bett, in eine Wolldecke oder in eine Rettungsdecke.
  Flößen Sie außerdem ihrem Kind schluckweise warme Getränke ein und achten Sie auch gut darauf, dass es sich möglichst wenig bewegt, da dies unter Umständen zu weiterer Auskühlung führt.
- Eine Erfrierung erkennen Sie daran, dass das entsprechende Körperteil kalt und weiß ist. Erwärmen Sie diese betreffende Körperpartie schrittweise in Wasserbädern mit ansteigender Temperatur. Die Temperatur darf dabei niemals als schmerzhaft empfunden werden.

Verätzungen

Beim Spielen können bei Kindern ätzende Flüssigkeiten auf die Haut oder auch ins Auge oder in den Mund (s. u.) gelangen. Daher sollten generell alle ätzenden Chemikalien oder Putzmittel außer Reichweite von Kindern deponiert werden; das gilt auch für Düngemittel.

Vorgehen

- Falls die Substanz ins Auge gekommen ist, sollten Sie dies sofort mit reichlich fließendem Wasser spülen. Achten Sie darauf, dass das Spülwasser dabei nicht in das andere Auge oder in die Nase oder den Mund fließen kann. Wenn das Kind eine Verätzung an der Haut hat, duschen Sie die betroffene Stelle mit kühlem Wasser (ca. 15 °C) ab.
- Rufen Sie den Notarzt oder fahren Sie zur nächstgelegenen Kinderklinik. Während des Transports wickeln Sie die verätzten Hautstellen in tropfend nasse Tücher (z. B. Geschirrhandtücher).

Verbrennungen/Verbrühungen

Kühlung ist das Wichtigste bei starken Brandverletzungen

Wenn Ihr Kind noch durch offenes Feuer gefährdet ist, retten Sie es zunächst aus der akuten Gefahrensituation. Wenn seine Kleider brennen, wälzen Sie es auf dem Boden hin und her und wickeln Sie es in Wolldecken ein. Wenn die Kleider an der Haut festkleben, versuchen Sie nicht, sie auszuziehen, sondern kühlen Sie die betroffenen Körperpartien.

Vorgehen

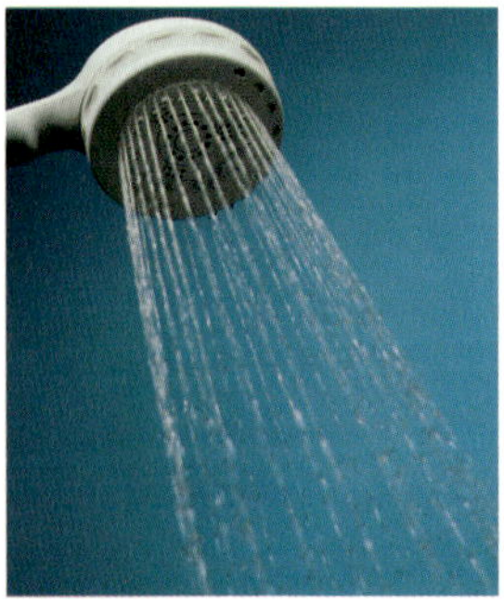

1. Stellen Sie Ihr Kind in die Badewanne und duschen Sie nacheinander 15 bis 20 Minuten lang die einzelnen Körperteile mit kaltem Wasser ab.
   Vorsicht: Nicht den ganzen Körper auf einmal abduschen, weil sonst ein Kälteschock entstehen kann.
2. Dann können Sie versuchen, die Kleidung vorsichtig abzulösen. Wenn nur ein Arm oder Bein betroffen ist, reicht es, das Körperteil 15 bis 20 Minuten lang unter fließend kaltes Wasser zu halten.

3. Decken Sie die Wunden mit sauberen Leinentüchern ab oder wickeln Sie Ihr Kind in eine Rettungsfolie aus dem Verbandskasten (goldene Seite auf die Haut des Kindes).
4. Verständigen Sie dann den Notarzt, wenn größere Verbrennungen vorliegen (z. B. ein Arm, ein halbes Bein, der halbe Bauch oder Rücken). Gehen Sie sonst zu Ihrem Kinderarzt.
5. Sorgen Sie dafür, dass das Kind möglichst viel trinkt. Am besten eignet sich Wasser mit einer Prise Salz. Nach einer Verbrennung leidet man nämlich auch unter akutem Flüssigkeitsmangel, und ein Kreislaufschock kann die Folge sein.

Vergiftungen

Vergiftungen treten besonders bei Säuglingen und Kleinkindern auf, die aus Neugierde vieles in den Mund stecken und teilweise auch hinunterschlucken. An eine Vergiftung müssen Sie denken, wenn Sie im Mundbereich Ihres Kindes Verätzungen oder Verfärbungen finden, auch wenn sich Schaum bildet. Auch Wesensveränderungen wie Desorientiertheit oder extrem läppisches Verhalten können auf eine Vergiftung hindeuten.
Achten Sie auf Pflanzenteile, Zigaretten- oder Putzmittelreste oder Medikamente im Gesichtsbereich und an den Händen, wenn das Kind noch nicht reden kann. Auch umgekippte Putzmittel oder geöffnete Tablettenschachteln können auf eine Vergiftung deuten.

Verstauen Sie giftige und gefährliche Mittel immer außer Reichweite Ihres Kindes

Vorgehen

1. Beseitigen Sie zunächst alle Reste des Giftes vom Körper Ihres Kindes und rufen Sie dann die nächstgelegene Giftzentrale (siehe Seite 120) an.
2. Schildern Sie möglichst genau, wann, was und wie viel Ihr Kind von der Substanz zu sich genommen hat. Geben Sie auch Alter und Gewicht Ihres Kindes an.

3. Wenn Ihr Kind sehr schläfrig ist, Atemstörungen zeigt oder mehrfach erbricht oder das Bewusstsein verliert, müssen Sie unbedingt den Notarzt rufen.
4. Lassen Sie Ihr Kind nicht erbrechen, wenn es Spülmittel oder Waschmittel geschluckt hat, da durch die Schaumbildung etwas davon in die Atemwege gelangen kann. Auch bei ätzenden Stoffen sollten Sie es nicht erbrechen lassen, da die Atemwege sonst durch das Erbrechen erneut verätzt werden können. Hier ist es besser, viel Flüssigkeit zu trinken zu geben und so schnell wie möglich den Notarzt zu rufen.

Verstauchungen/Blutergüsse

Wenn ein Kind auf Arme oder Beine stürzt oder in einem Gelenk umknickt, entsteht in der Regel eine Schwellung und ein Bluterguss an dieser Stelle, weil winzige Blutgefäße platzen und Blut und Gewebeflüssigkeit austreten. Beim Umknicken z. B. am Fuß werden zusätzlich die Bänder gedehnt. Alles das verursacht Schmerzen.

Vorgehen

Wenn Sie sich unsicher sind, ob Ihr Kind sich etwas gebrochen hat, sollten Sie auf jeden Fall zu einem Arzt gehen

1. Ziehen Sie Ihrem Kind als Erstes beengende Kleidungsstücke wie Schuhe, Strümpfe, Armbänder oder Ringe aus, da die Schwellung des Körperteils noch weiter zunehmen kann.
   Auch Uhren oder Gürtel sollten abgenommen werden, wenn die Schwellung in diesem Bereich liegt.
2. Lagern Sie dann das entsprechende Körperteil hoch und kühlen Sie es. Das lindert die Schmerzen und hält die Schwellung klein.
   Nehmen Sie entweder dazu einen Eisbeutel oder füllen Sie in einen Plastikbeutel ein paar Eiswürfel mit etwas Wasser. Legen Sie zwischen Eisbeutel und Körper eine Kompresse oder ein dünnes Tuch.

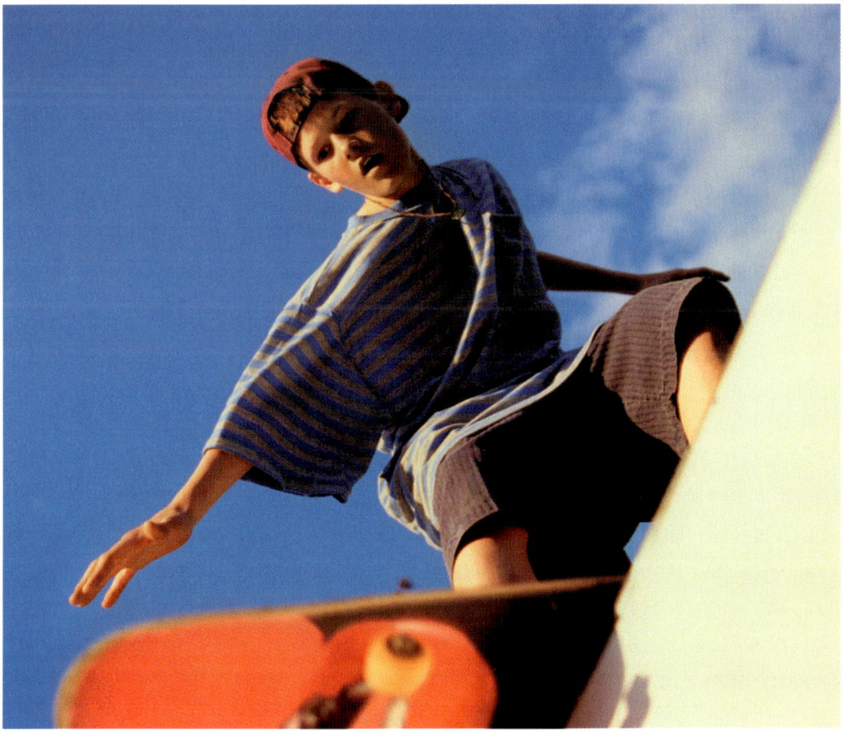

Gerade bei Spiel und bei Sport passiert schnell ein Unfall

3. Wenn die Schmerzen dennoch nicht nachlassen und die Schwellung zunimmt, sollten Sie Ihr Kind schnell einem Arzt vorstellen, da ein Bänderriss oder auch ein Knochenbruch vorliegen kann.

Wunden

Wenn es sich um eine kleinere, nicht stark blutende Wunde handelt, wie beispielsweise eine Schürfwunde oder eine kleinere Platzwunde, entfernen Sie zunächst grobe Schmutzteile und reinigen Sie dann, wenn zur Hand, mit einem nicht-alkoholischen Wund-Desinfektionsmittel. Decken Sie dann die Wunde mit einem Pflaster ab.

Bei großflächigeren Verletzungen nehmen Sie eine Kompresse oder ein sauberes Taschentuch und wickeln dann einen Verband zur Fixierung darum. Dadurch vermeiden Sie, dass Keime in die Wunde eindringen. Lassen Sie unbedingt, auch bei kleineren Wunden, von Ihrem Kinderarzt überprüfen, ob Ihr Kind ausreichenden Tetanusschutz hat.

Stark blutende Wunden

Wenn die Wunde größer oder tiefer ist und stark blutet, ist es das Wichtigste, die Blutung so schnell wie möglich zum Stillstand zu bringen. Drücken Sie dazu einige Minuten lang eine Kompresse oder ein sauberes Taschentuch so fest wie möglich gegen die Wunde. Halten Sie auch das blutende Körperteil nach oben. Legen Sie dann einen Druckverband an, indem Sie auf die Kompresse eine verpackte Verbandrolle oder auch ein Päckchen Papiertaschentücher drücken und dies mit einem Verband oder einem Schal um die Wunde herum festbinden. Sie können hier auch einen zusammengerollten Waschlappen oder ein kleines Kuscheltier verwenden – wichtig ist nur, dass ein ständiger Druck auf die blutende Stelle ausgeübt wird.
Achten Sie darauf, dass Sie immer noch den Puls jenseits des Verbandes tasten können, allerdings darf er etwas schwächer sein. Wenn Sie ihn nicht spüren, haben Sie den Druckverband zu fest angelegt und die Körperpartie ist von der Blutzufuhr abgeschnitten. Lockern Sie dann den Verband etwas. Kontrollieren Sie alle 10 bis 15 Minuten, ob der Puls noch fühlbar ist.
Verständigen Sie bei stark blutenden Wunden den Notarzt, da Ihr Kind vielleicht viel Blut verloren hat. Während Sie auf den Arzt

Tipp Falls es sich um eine Tierbisswunde handelt, sollten Sie das Impfbuch des Tieres zum Arzt mitnehmen, damit festgestellt werden kann, ob das Tier gegen Tollwut geimpft ist.

Fremdkörper in der Wunde

Wenn größere Fremdkörper, wie z. B. ein Messer oder ein größerer Glassplitter in der Wunde sitzt, sollten Sie diesen keinesfalls selbstständig entfernen, da es sonst eventuell zu stärkeren Blutungen kommen kann.

warten, sollten Sie das Kind unbedingt in die stabile Seitenlage bringen und es beruhigen. Auch empfiehlt es sich, den kleinen Körper zuzudecken, da mit starkem Blutverlust schnell ein Kältegefühl entsteht.

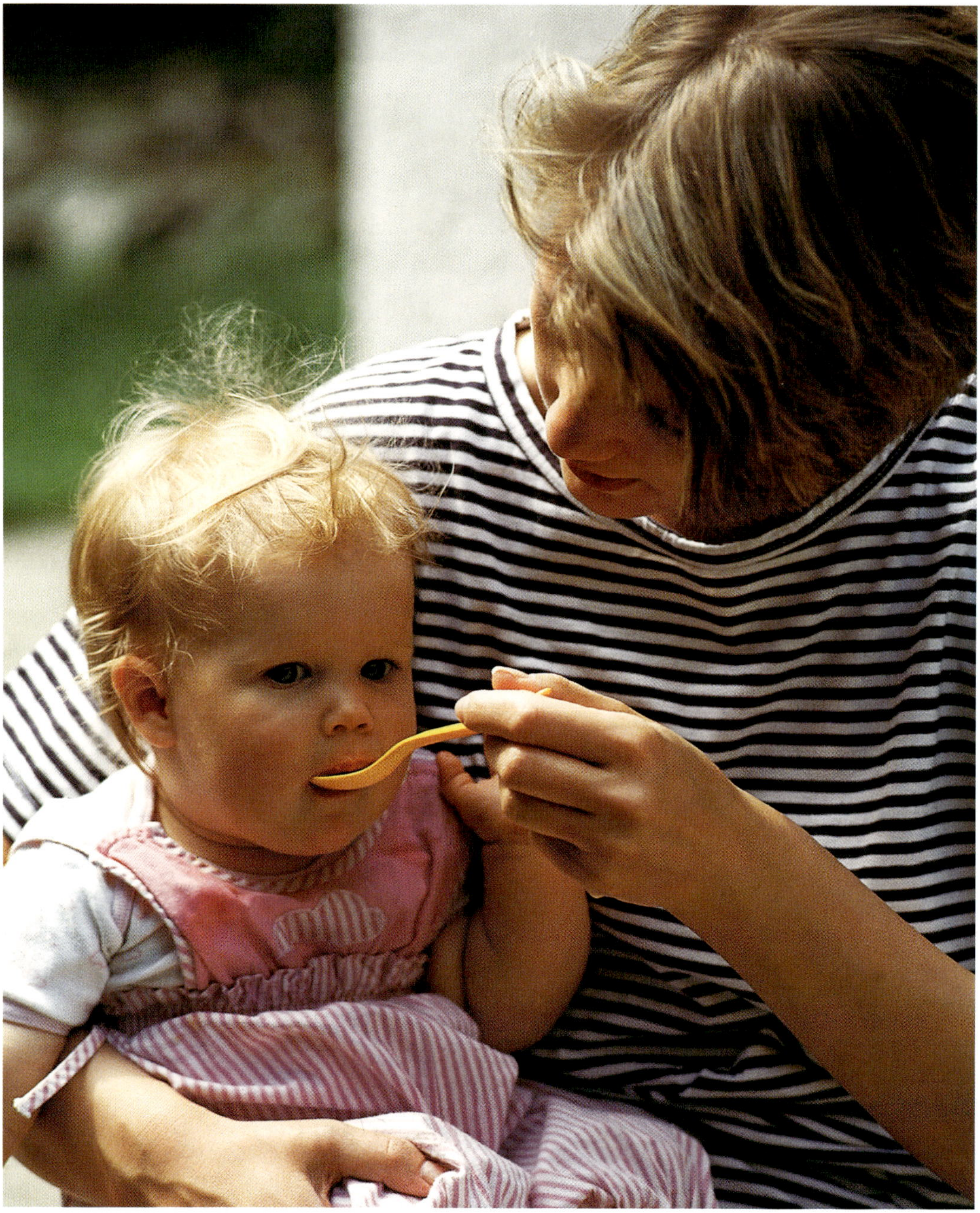

Allzeit bereit und gut **gerüstet**

Krankheiten und Notfälle haben es so an sich, dass sie vollkommen unerwartet und überraschend auftreten. Gerade dann ist es wichtig, dass man nicht nur einen kühlen Kopf bewahrt, sondern auch die notwendigen Medikamente und Materialien zur Hand hat. Überprüfen Sie doch mal wieder, wie es in Ihrem Arzneischränkchen aussieht.

Auf den Ernstfall vorbereitet

Um Techniken wie Beatmung oder Herzdruckmassage richtig zu erlernen, sollten Sie einen Erste-Hilfe-Kurs z. B. beim Roten Kreuz oder bei den Johannitern belegen. Im Notfall ist jedoch jede Hilfe gefragt, da auch eine nicht ganz fachmännische Beatmung in jedem Fall besser ist als gar keine.
Kleben Sie sich die wichtigsten Notfallnummern (s. u.) am besten neben das Telefon, so dass Sie im Notfall nicht erst lange danach suchen müssen. Ebenso sollten das Verbandsmaterial und die Notfallmedikamente immer komplett sein und stets am selben Ort aufbewahrt werden. Die Medikamente werden am besten in einem extra Medikamentenschrank aufbewahrt, der für Kinder nicht erreichbar ist. Normalerweise brauchen Sie keine speziellen Medikamente für den Notfall, es sei denn, Ihr Kind leidet an einer speziellen Krankheit, für die Ihnen der Arzt Notfallmedikamente aufgeschrieben hat, wie z. B. krampflösende Zäpfchen, ein Asthmaspray oder antiallergische Tropfen. Achten Sie bitte unbedingt darauf, ob sie im Kühlschrank gelagert werden müssen.

Es empfiehlt sich, immer einen Kühlbeutel und Eiswürfel im Kühlschrank parat zu haben

Notrufnummern

- Notruf/Rettungsdienst: 112
  oder die Nummer der Rettungsleitstelle vor Ort ____________
- Feuerwehr: 112
- Polizei: 110
- Telefonnummer Kinderarzt:
- Telefonnummer Hausarzt:
- Telefonnummer Kinderklinik:
- Telefonnummer der Giftzentralen:
  Berlin: 0 30/1 92 40
  Bonn: 02 28/2 87 32 11
  Erfurt: 03 61/73 07 30
  Freiburg: 07 61/1 92 40
  Göttingen: 05 51/1 92 40
  Homburg/Saar: 0 68 41/1 92 40
  Mainz: 0 61 31/1 92 40
  München: 0 89/1 92 40
  Nürnberg: 09 11/3 98 24 51
  Wien: ++43 (0) 1-4 04 00 22 22 oder 4 06 43 43
  Zürich: ++41 (0) 1-2 51 66 66

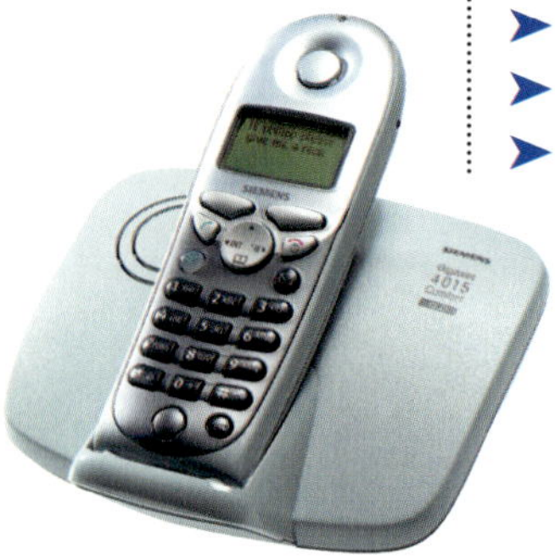

Wichtige Telefonnummern sollten Sie direkt beim Telefon deponieren. Oft vergisst man die Nummern im entscheidenden Moment, obwohl man sie sonst auswendig kann

Wie Sie sich richtig im Notfall verhalten

Wenn Sie zu einem Notfall kommen, ist zunächst einmal das Allerwichtigste, dass Sie sich einen Überblick über die Situation verschaffen und Ruhe bewahren. Hat sich nur ein Kind verletzt, oder sind eventuell mehrere Kinder in Gefahr, so dass Sie schnellstens Hilfe zur Verstärkung rufen müssen?
Ist die Gefahrenquelle ausgeschaltet, oder befindet das Kind sich noch mitten im brennenden Feuer, so dass Sie das Kind erst herausholen müssen? Befindet sich ein Kind in Lebensgefahr, so dass Sie den Notarzt rufen müssen, oder handelt es sich eher um kleinere Verletzungen?

Zwingen Sie sich trotz der verständlichen Aufregung, diese Dinge kurz im Kopf durchzugehen, um dann schnell und effektiv das Wichtigste zu erst zu tun.

Die 5 Ws

Wenn Sie sich entschlossen haben, den Notruf (112) oder die Rettungsleitstelle zu verständigen, da jemand dringend ärztliche Hilfe benötigt, müssen Sie der Person, die den Notruf entgegennimmt, ein möglichst genaues Bild in Kürze von dem vermitteln, was sich ereignet hat. Als Gedankenstütze gibt es die »5 Ws«.
Wo: Geben Sie Ihren Namen, die Anschrift und Telefonnummer an, wo sich der Notfall ereignet hat.
Was: Schildern Sie kurz den Unfallhergang und wie es zu dem Notfall gekommen ist.
Wer: Nennen Sie die Zahl der Verletzten und das Alter der betroffenen Personen.
Welche: Beschreiben Sie die Verletzung und versuchen Sie, ein Bild über den Zustand des Patienten abzugeben.
Warten: Warten Sie unbedingt einen Augenblick, um sicherzugehen, dass die Person in der Rettungsleitstelle nicht noch wichtige Rückfragen an Sie hat.
Generell sollten Sie sich nie scheuen, den Rettungsdienst zu verständigen. Rufen Sie den Rettungsdienst lieber einmal zu viel als zu wenig, wenn Sie unsicher sind. Es kann schließlich um ein Kinderleben gehen!

Was in den Verbandskasten gehört

Gerade wer Kinder hat, sollte nicht nur im Auto, sondern auch im Haushalt einen Verbandskasten griffbereit haben. Hier empfiehlt es sich, regelmäßig die Verfallsdaten zu überprüfen und gegebenenfalls Ersatz für die abgelaufenen Utensilien zu beschaffen.

- 1 Verbandsschere
- Pinzette
- Zeckenzange
- Heftpflaster (mit Mullkissen) für kleinere Wunden
- Mullbinden
- Sterile Kompressen
- Elastische Binden
- 1 Rolle Heftpflaster
- Dreieckstuch
- Desinfektionsspray
- 1 Rettungsfolie

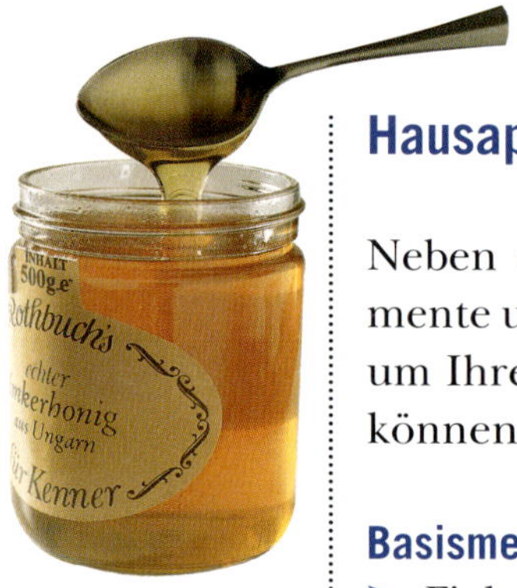

Immer vorrätig sein sollten Honig und Zwiebeln

Hausapotheke

Neben einem Verbandskasten sollten Sie ein paar Basismedikamente und Hilfsmittel sowie ein paar Kräutertees zu Hause haben, um Ihrem Kind bei harmloseren Erkrankungen selbst helfen zu können.

Basismedikamente

- Fieberzäpfchen
- Nasentropfen
- Elektrolytlösung
- Insektenstichgel

Wichtige Utensilien

- Fieberthermometer
- Kompressen/Leinentücher für Wickel
- Wärmflasche

Homöopathische Medikamente

- Belladonna D6
- Ferrum phosphoricum D6
- Chamomilla D6
- Apis D6
- Aconit D6

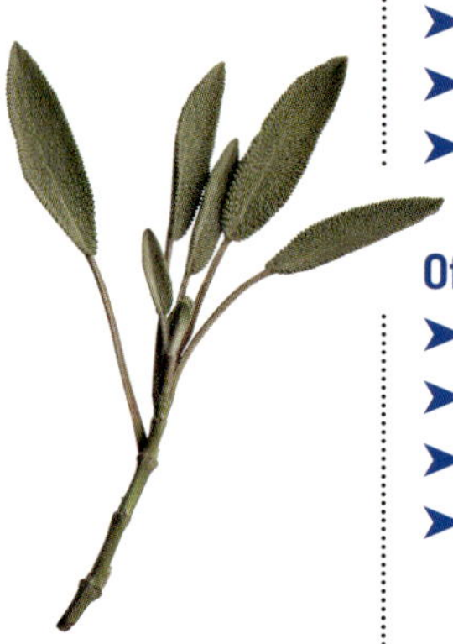

Offene Tees

- Kamilleblüten
- Pfefferminzblätter
- Thymiankraut
- Lindenblüten
- Salbeiblätter
- Kümmel- und Fenchelsamen

Impfungen

Es gibt eine Vielzahl von Impfmöglichkeiten. Man sollte generell nur impfen, wenn es dem Kind gut geht und es momentan keine Erkrankungen hat.
Regelmäßige Kontrolluntersuchungen beim Kinderarzt sind auch zugleich wichtig, um (Nach-)Impfungen nicht zu versäumen und immer geschützt zu sein.

Empfohlene Impfungen

ab vollendetem 2. Monat: Hämophilus influenzae b, Diphtherie, Tetanus, Polio, Keuchhusten, Hepatitis B
ab vollendetem 3. Monat: Hämophilus influenzae b, Diphtherie, Tetanus, Polio, Keuchhusten
ab vollendetem 4. Monat: Hämophilus influenzae b, Diphtherie, Tetanus, Polio, Keuchhusten, Hepatitis B
ab vollendetem 11.–14. Monat: Hämophilus influenzae b, Diphtherie, Tetanus, Polio, Keuchhusten, Hepatitis B, Masern, Mumps, Röteln
ab vollendetem 15.–23. Monat: Masern, Mumps, Röteln
ab vollendetem 4.–5. Jahr: Diphtherie, Tetanus, Masern, Mumps, Röteln
ab vollendetem 10.–17. Jahr: Diphtherie, Tetanus, Polio, Pertussis (Keuchhusten)

Zusätzliche Impfungen

Windpockenimpfungen gibt es für 12- bis 15jährige Jugendliche, die bislang keine Windpocken hatten. Empfohlen wird diese Impfung auch für Kinder, die unter Neurodermitis leiden.
Für Zeckenendemiegebiete wird zu einer Impfung gegen **Zecken** geraten.

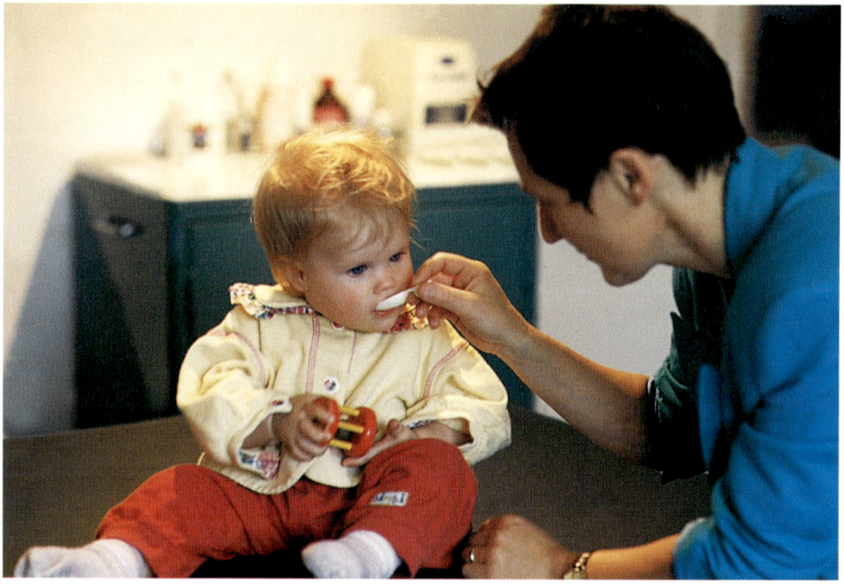

Manche Medikamente schmecken einfach nicht – fragen Sie Ihren Arzt oder Apotheker daher, ob man die Medizin mit Saft oder etwas Zucker einnehmen kann

Medikamente – wie gebe ich sie richtig?

Wenn der Arzt ein Medikament verschreibt, ist es ganz wichtig, dass Sie es Ihrem Kind genau in der vorgeschriebenen Dosierung geben. Zu viel von dem Medikament könnte bei Ihrem Kind nämlich unerwünschte Nebenwirkungen hervorrufen, und ein zu niedrig dosiertes Medikament zeigt vielleicht keine ausreichende Wirkung. Wichtig ist auch, darauf zu achten, wie oft am Tag ein Kind die Arznei einnehmen soll – nur so lässt sich ein konstanter Wirkspiegel der Medizin im Blut erreichen.

In der Regel gibt es die meisten Medikamente für Kinder in »Saftform«, die süß schmeckt und von den Kindern gut angenommen wird. Wenn doch einmal Tabletten notwendig sind, fragen Sie Ihren Arzt, ob Sie die Tabletten auflösen oder zerdrücken können. Zusammen mit etwas Flüssigkeit oder den Mahlzeiten kann man so das Medikament besser schlucken. Außerdem gibt es auch Kapseln, die Kinder fast nie hinunterbekommen. Zum Glück kann man sie meistens aufdrehen und den pulverisierten Inhalt z. B. in

etwas Saft oder Tee verabreichen. Fragen Sie aber auch hier Ihren Arzt, ob die Kapsel für die Wirkung des Medikamentes wichtig ist, damit es z. B. vom Körper langsamer verstoffwechselt wird. Wenn Ihr Kind die gesamte Kapsel schlucken soll, können Sie eine Backoblate mit Wasser oder Saft anfeuchten und um die Medikamentenkapsel wickeln, dadurch rutscht sie etwas leichter.
Bei jüngeren Kindern helfen auch kleinere Spielchen, die Medikamenteneinnahme etwas spannender zu gestalten, indem Sie den Saft z. B. auf einem kleinen Spielflugzeug servieren.

Klinik – wenn es mal ernst wird

Wenn Ihr Kind in die Klinik muss, hat es zunächst einmal große Angst vor diesem Ereignis, weil es in den meisten Fällen noch nie ein Krankenhaus von innen gesehen hat und sich gar nichts darunter vorstellen kann. Erklären Sie ihm deshalb kindgerecht, was es erwartet. Wichtig ist, dass Sie alles wahrheitsgetreu erzählen. Kinder nehmen es einem nämlich sehr übel, wenn man ihnen z. B. verspricht, es gäbe keinen Pieks, und später kommt dann doch der Arzt mit der Nadel zum Blutabnehmen. Wenn eine Operation bevorsteht, ist eine bewährte Methode, den Kindern zu sagen, dass sie zum Träumen ins Krankenhaus gehen und nach diesem Traum im Körper wieder alles gut und repariert sei. Versprechen Sie Ihrem kleinen Patienten eine Belohnung, wenn er wieder aus dem Krankenhaus entlassen wird, damit er sich auf etwas freuen kann.

Viele Kliniken bieten bei schwereren Erkrankungen auch psychologische Betreuung an. Sowohl für Sie als Eltern als auch für das Kind kann dies sehr hilfreich sein

Vertraute Gegenstände helfen

Packen Sie gemeinsam den Koffer. Für den Klinikaufenthalt suchen Sie den Lieblingsschlafanzug aus und fragen Sie Ihr Kind, was es an Spielsachen oder Kuscheltieren mitnehmen möchte. Solange Ihr Kind noch das Bett hüten muss, bieten sich Bücher und Malblöcke an. Wenn Sie nicht gleich das gesamte Kinderzimmer mit-

Was Ihr Kind im Krankenhaus braucht

- Zahnbürste und Zahnpasta
- Morgenmantel und Hausschuhe
- Schlafanzug, auch zum Wechseln
- Medikamente
- Spielsachen
- Lieblingskuscheltier

bringen, sind die meisten Kinderkrankenhäuser in diesem Punkt sehr entgegenkommend.
Für kleinere Kinder gibt es auch Mutter-und-Kind-Zimmer, so dass Sie über Nacht bei Ihrem Kind bleiben können. Denken Sie in diesem Fall auch ein wenig an sich und nehmen Sie ein Buch oder einen Walkman mit. Vielleicht hat Ihr Kind das Bedürfnis, viel zu schlafen, und Sie wollen aber bei ihm am Bett sitzen bleiben. Wichtig ist auch, dass Sie alle Medikamente mitnehmen, die Ihr Kind täglich einnehmen muss. Möglicherweise hat die Klinik diese speziellen Medikamente nämlich nicht gleich vorrätig.
Nehmen Sie frühzeitig Kontakt mit der Station auf, wo Ihr Kind hinkommen wird. Erkundigen Sie sich, wann Sie kommen sollen, ob Ihr Kind vielleicht nüchtern sein soll oder was Sie eventuell noch an Arztbriefen oder sonstigen Dingen mitbringen müssen. Und dann noch ganz zum Schluss: Versuchen Sie an dem Tag, wenn es ins Krankenhaus geht, Ruhe und Zuversicht auszustrahlen, auch wenn es schwer fällt. Je selbstverständlicher Sie die ganze Sache angehen, desto weniger Angst wird auch Ihr Kind haben.

Register

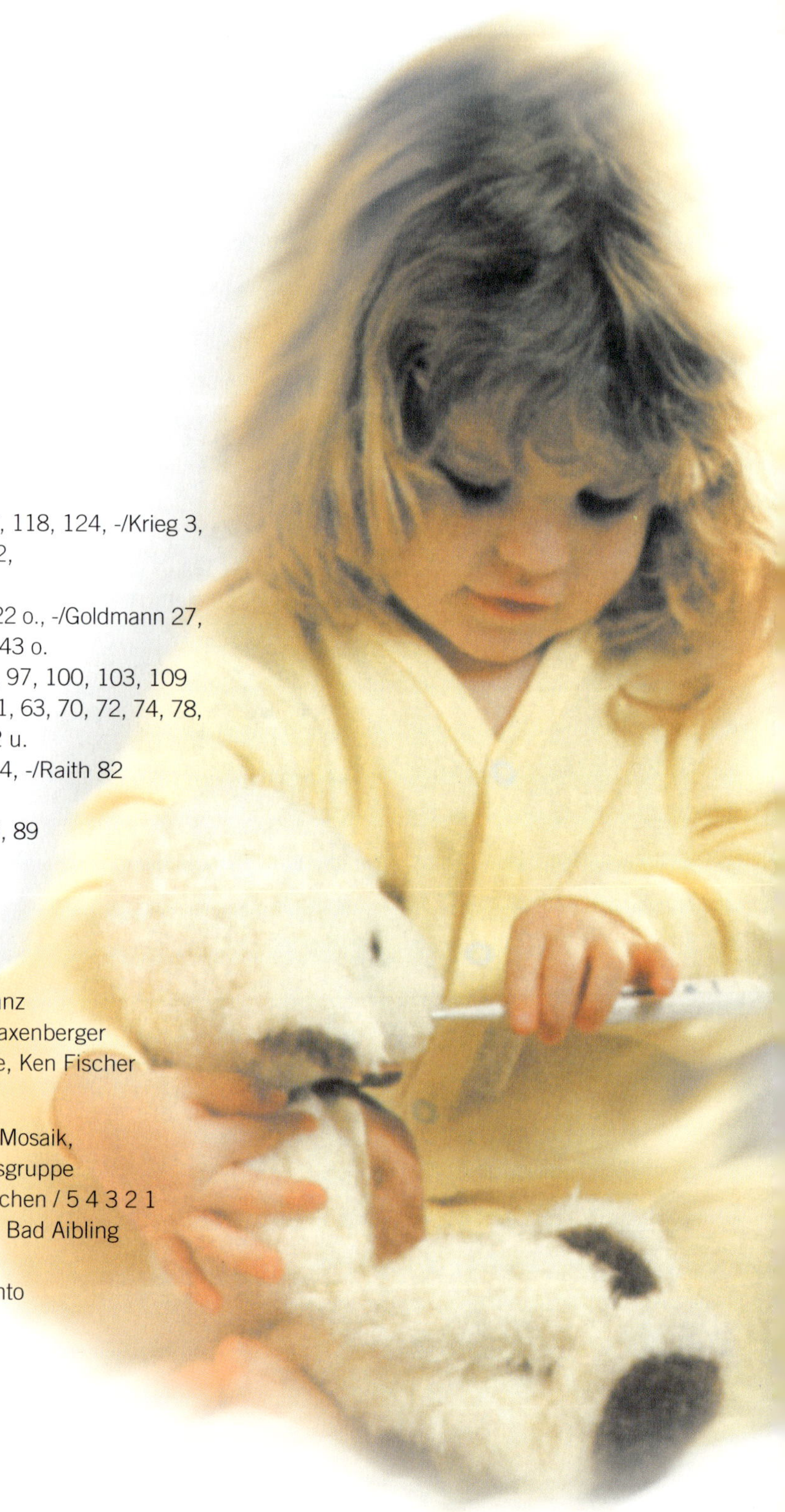

Bildnachweis:
Eyewire 34
Falken Verlag/Erhardt 16, 57, 118, 124, -/Krieg 3, 21 u., 51, 86, 87, -/Leiber 52, -/Schanz 55 o., -/Velten 47
Mosaik Verlag/Brauner 48, 122 o., -/Goldmann 27, -/Lauenstein 29, -/Schinharl 43 o.
U. Niehoff 2, 10, 14, 37, 96, 97, 100, 103, 109
Photo Disc Inc. 24, 39, 40, 61, 63, 70, 72, 74, 78, 92, 105, 112, 115, 120, 122 u.
Picture Press/Hengstenberg 4, -/Raith 82
W. Redeleit 67
Norbert Schäfer Archiv 6, 59, 89

Redaktion: Sybille Schlumpp
Bildakquisition: Elisabeth Franz
Einbandgestaltung: Heinz Kraxenberger
Einbandfotos: Gettyone Stone, Ken Fischer

Satz: Buch-Werkstatt GmbH, Bad Aibling
Druck: Alcione, Trento
Bindung: Ecoprint, Lavis-Trento
Printed in Italy
ISBN 3-576-11625-7